病気にならない体を作る
“美味しい処方箋”

果物はすべてクスリ

赤坂山王クリニック院長
梅田 悦生
大島 実果子
執筆協力：亀山（梅田）祐美

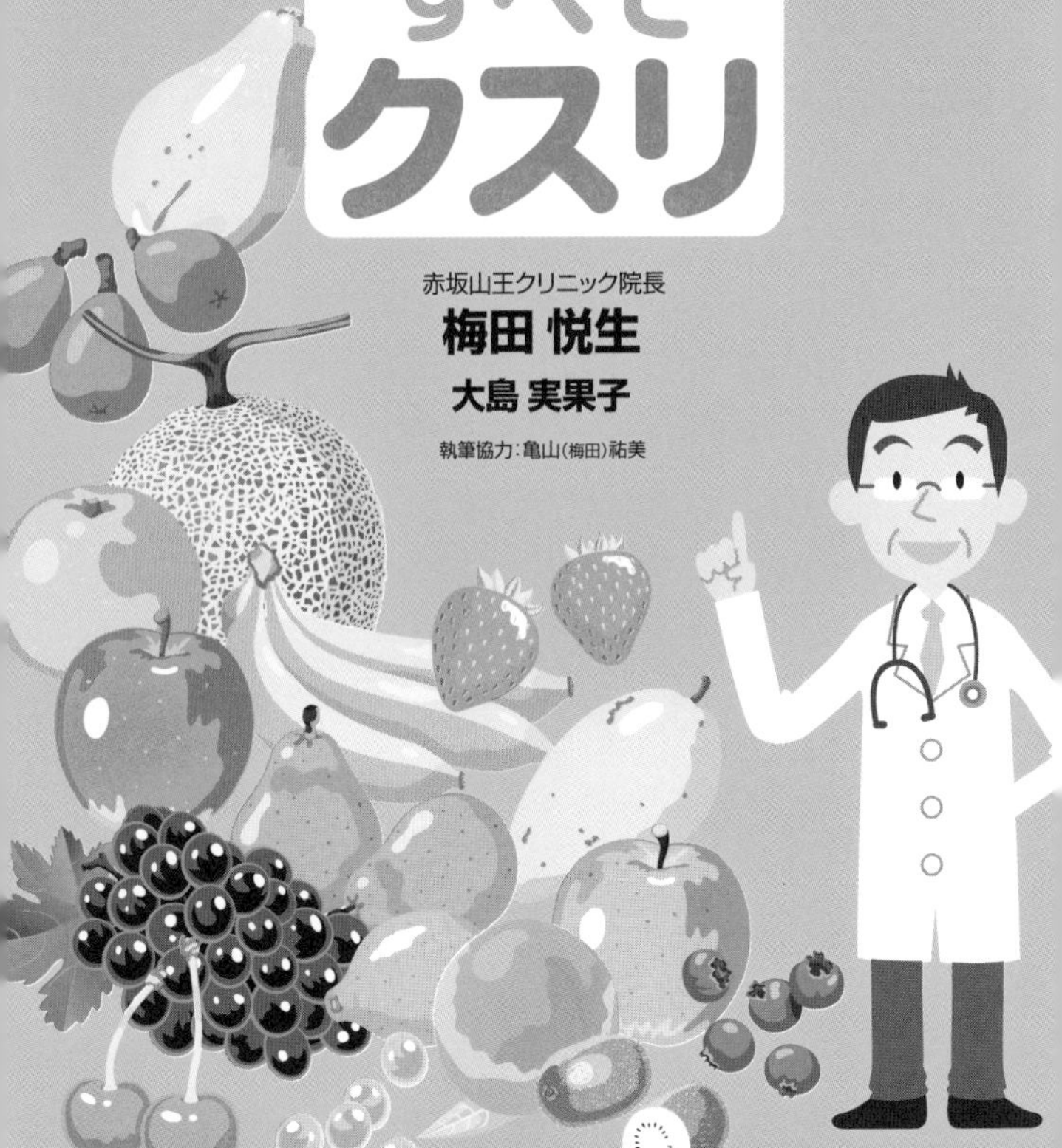

同文書院

はじめに

科学的根拠に基づいた果物食のススメ

梅田悦生・大島実果子

◉果物が生活習慣病を予防する

「毎日りんご一個で医者知らず」とか、「柿が赤くなると医者は青くなる」などという諺があります。そういわれますと、医者である著者の一人（梅田）は、思わず果物屋さんの前で身構えてしまいそうになりますが、百年以上前からいわれている割には医者が減っているわけでもないし……と何気に安心します（笑）。冗談はさておき、病気を未然に防ぐ予防医学や現代の西洋医学に代わる代替医学は、今もそして今後もとても大切な学問です。ここで改めて、果物の恩恵について正面から考えてみたいと思います。

医食同源とは、日頃からバランスの取れた美味しい食事を摂ることで病気を予防し、治療しようとする考え方です。目新しい内容ではありませんが、実行している人はどうもまだ少ないようです。

２００５年（平成17年）６月に、厚生労働

省と農林水産省により、健康増進と生活習慣病予防のための「食事バランスガイド」が作成されました。このガイドでは、①野菜を主材料とした料理を1日に350g、②果物は200g食べることを目安にしています。

医食同源とはいえ、果物が何にでも効くというのではありません。急性の病気で果物が薬の代わりになることはまずありませんし、麻痺にもご縁はなさそうです。

ですが果物は、アンチエイジングやがん・糖尿病・高血圧などの生活習慣病の予防には有効です。便秘の解消には〝相当有効〟です。果物は私たちの健康を助けてくれるところに注目しましょう。

ナチュラルメディシン・データベースとは

本書は「ナチュラルメディシン・データベース」の内容に準じています。ナチュラルメディシンとは、アメリカ生まれの世界最大級の健康食品データベースで、健康食品の有効性、安全性などが克明かつ正確に網羅されています。欧米の医師や薬剤師が協力して懸命に収集した《科学的根拠》に基づいて編纂された権威あるものですから、アメリカのFDA（食品医薬品局）はもちろんのこと、欧米各国などの国家行政機関が公式に採用しているほど信頼されています。

我が国においても、日本医師会、日本薬剤

師会、日本歯科医師会から推薦図書として認定されています。近い将来、このナチュラルメディシン・データベースに書かれているかどうかが、健康食品・サプリメントの有用性に関する信頼の目安になるでしょう。

ナチュラルメディシン・データベースでは、有効性を下記のように6段階に分けています。

(1) 効きます

特定の効能において、医薬品、大衆薬などと同等の有効性が認められます。

(2) おそらく効きます

おおむね特定の効能において有効です。

(3) 効くと断言できませんが、効能の可能性が科学的に示唆されています

評価の高いレファレンスが1つもしくは2つの臨床試験において、特定の効能において有効性が認められ、適切な臨床試験の意義を評価するための評価項目において、肯定的な結果が得られたものです。

(4) 効かないかもしれません

特定の効能の有効性が認められず、適切な臨床試験の評価項目において1つのヒト試験で否定的結果が得られたものです。

(5) おそらく効きません

2つ以上の無作為化比較試験が数百から数千の患者において実施され、効果について否定的結果が出ています。

(6) 効きません

複数の質の高い研究が否定的結果を出しています。信頼性の高いヒト試験から、その結果を覆すデータが得られていません。

本書で紹介する果物は、この上位三位「（1）効きます、（2）おそらく効きます、（3）効くと断言できませんが、効能の可能性が科学的に示唆されています」の効き目が示されているものについて掲載しました。

フィトケミカル（P136）に関しては、物質が健康におよぼす影響についての科学的データが不十分である旨の表記がなされています。これは、フィトケミカルに関する臨床研究の歴史がまだ浅いことに基づきます。著者らは熟慮の末、代表的な果物（りんご、バナナ、マンゴー、ぶどう、ブルーベリー）についてのみ最も多く含まれるフィトケミカル＝抗酸化物質を併記しました。

本書の出版に際して、同文書院代表取締役社長・宇野文博氏、同社社長室課長代理・尾崎真人氏、千疋屋総本店代表取締役社長・大島博氏、同社日本橋本店総支配人・竹内松夫氏の愛情にあふれる御協力を賜りました。ここに心からの感謝の気持ちを捧げます。

２０１３年10月15日
梅田悦生・大島実果子

Contents
もくじ

《第一章》クスリになる果物たち～美味しく食べて病気を予防～

《第二章》予防できる病気・症状と栄養成分～果物から始める〝美味しい処方箋〟～

《Part1》こんな病気が気になる方へ
～病気・症状の改善・予防に有効な果物

《Part2》ミネラル・ビタミンがたっぷり！
～果物に含まれる栄養成分

Contents
もくじ

こんな病気・症状が気になる方に…

改善・予防に有効なおすすめの果物

	気になる病気・症状	改善・予防に有効な成分	改善・予防に有効な果物
生活習慣	高血圧・動脈硬化・脳卒中	カリウム、カルシウム、マグネシウム、ビタミンC、ビタミンE、βカロテン	アボカド、きんかん、キウイ、ドリアン、うめ、かき、いちご、パパイア、ぶんたん、レモン(果汁)
生活習慣	脂質異常症(高脂血症)	マグネシウム、食物繊維、ビタミンB2、ビタミンC、ビタミンE、βカロテン	きんかん、アボカド、キウイ、ドリアン、かき、いちご、パパイア、うめ、くり(ゆで)、ラズベリー
生活習慣	心臓病・心筋梗塞	ビタミンB6、葉酸、ビタミンC、ビタミンE、βカロテン	ドリアン、アボカド、キウイ、いちご、きんかん、マンゴー、ライチ、かき、くり(ゆで)、パパイア
生活習慣	糖尿病・肥満	カロリーが少なくGI値が低いもの、マグネシウム、ビタミンB1、ビタミンC・ビタミンE・β-カロテン	グレープフルーツ、パパイア、あんず、いちご、オレンジ、みかん(温州みかん)、いよかん、ぶんたん、なし、すもも、プルーン、ブルーベリー、ラズベリー
加齢	アンチエイジング	ビタミンC、ビタミンE、βカロテン	キウイ、きんかん、かき、いちご、アボカド、ドリアン、うめ、パパイア、ぶんたん、レモン(果汁)
加齢	黄斑変性症	亜鉛、ビタミンB6、ビタミンC、ビタミンE、βカロテン	キウイ、アボカド、きんかん、ドリアン、かき、いちご、うめ、レモン(果汁)、パパイア、ぶんたん
加齢	高齢者の身体能力及び体力の向上	ビタミンC、ビタミンE、βカロテン	キウイ、きんかん、かき、いちご、アボカド、ドリアン、うめ、パパイア、ぶんたん、レモン(果汁)
加齢	骨粗しょう症	カルシウム、マグネシウム、亜鉛、銅、マンガン	くり(ゆで)、アボカド、ドリアン、パイナップル、ラズベリー、バナナ
加齢	シミ・シワ	ビタミンC、ビタミンE、βカロテン	キウイ、きんかん、かき、いちご、アボカド、ドリアン、うめ、パパイア、ぶんたん、レモン(果汁)
加齢	白内障	ビタミンB1、ビタミンB2、ビタミンC、ビタミンE、βカロテン	ドリアン、きんかん、アボカド、キウイ、かき、いちご、うめ、パパイア

精神・神経	うつの改善	葉酸	ドリアン、ライチ、イチゴ、パッションフルーツ(果汁)、アボカド、マンゴー
	頭痛・偏頭痛	マグネシウム、ビタミンB2	くり(ゆで)、アボカド、バナナ、ドリアン
全身	貧血	鉄、ビタミンB	バナナ、アボカド、くり(ゆで)、ドリアン、パッションフルーツ(果汁)
	がん	カルシウム、ビタミンC、ビタミンE、βカロテン	きんかん、キウイ、かき、いちご、アボカド、ドリアン、うめ、パパイア、ぶんたん、レモン(果汁)
	風邪	ビタミンC	かき、キウイ、いちご、パパイア、レモン(果汁)
	鉛のデトックス	ビタミンC	かき、キウイ、いちご、パパイア、レモン(果汁)
	日焼け	ビタミンE	アボカド、うめ、きんかん、ドリアン、マンゴー
その他	骨関節炎	ナイアシン(ニコチン酸)	アボカド、パッションフルーツ(果汁)、ドリアン
	便秘	食物繊維	くり(ゆで)、アボカド、きんかん、ラズベリー、ブルーベリー
	胃潰瘍	亜鉛、ビタミンC	かき、キウイ、いちご、パパイア、レモン(果汁)
	月経前症候群PMS	カルシウム、マグネシウム、ビタミンE、ビタミンB6	アボカド、ドリアン、きんかん、うめ、バナナ
	腎臓結石	リン、ビタミンB6	バナナ、アボカド、くり(ゆで)、ドリアン、パッションフルーツ(果汁)
	腎臓病	葉酸	ドリアン、ライチ、いちご、パッションフルーツ(果汁)、アボカド、マンゴー

第1章

クスリになる果物たち

～美味しく食べて病気を予防～

果物が健康に良いのは間違いないようです。ここでは各果物について、「何が」、「どのような病気に」、「どのくらいよいのか」についてお話を進めます。

※成分ランキングの「充足率」とは、果物100gで摂取できる栄養成分の割合（栄養成分量÷一日摂取目安量×100）を示したものです。

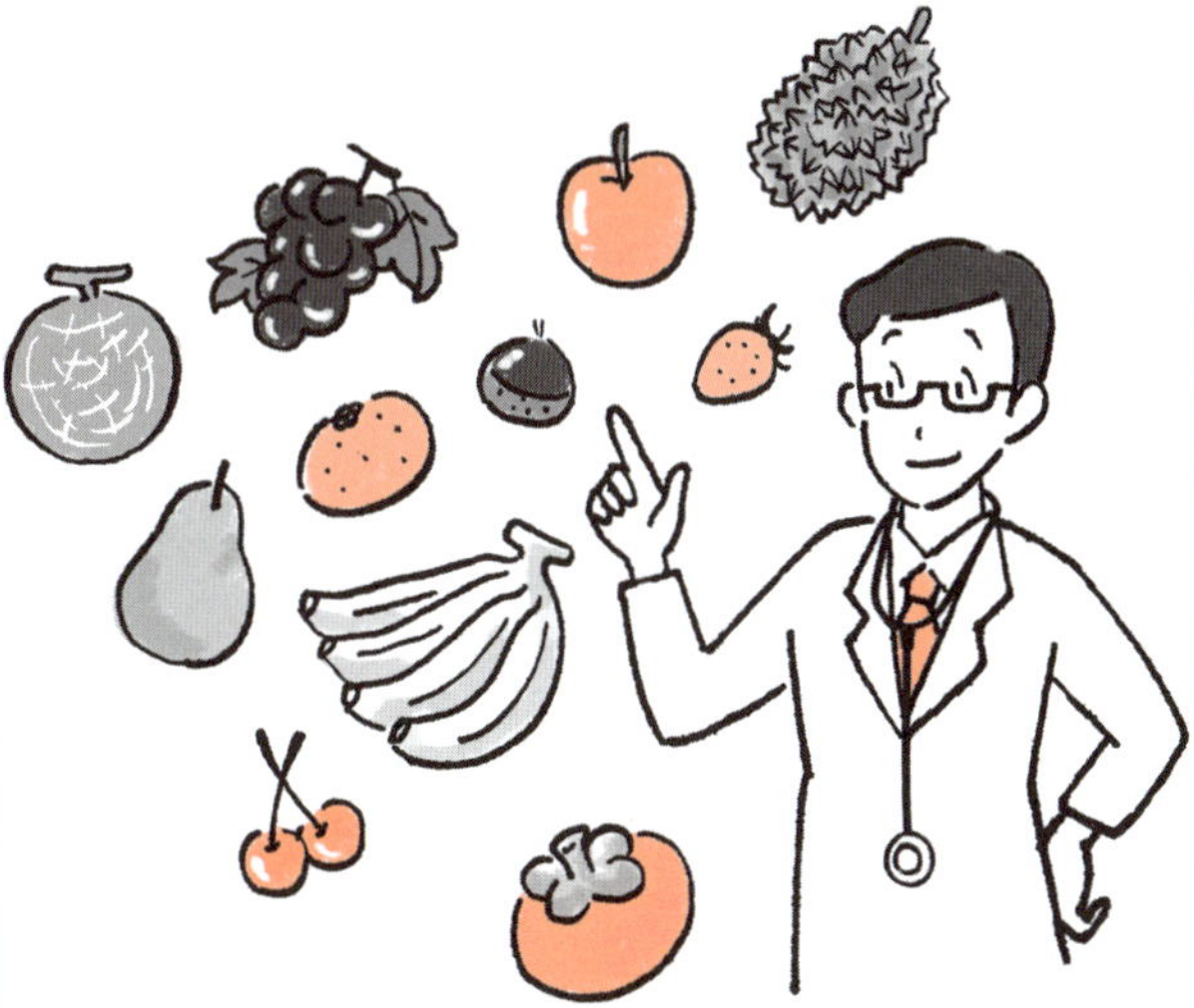

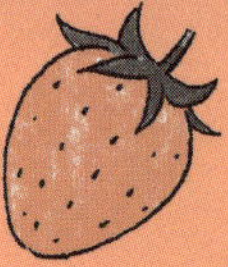

いちご

小さくても〃ビタミンCの女王〃

苺
STRAWBERRY

11粒で
1日に必要な
ビタミンCの
100%が
摂れます
(1粒の平均重量15g)

効能

《活性酸素を消去》

《効き目のある病気》

風邪、高血圧、激しい運動後の気管支感染症、胃潰瘍、胆のう病、腎臓病、心臓病、高齢者の身体能力及び体力の向上、黄斑変性症、鉛を除去するデトックス作用、うつ

《予防効果のある病気》

骨・軟骨の減りを抑える、口腔がん、乳がん、胆のうの病気、動脈硬化、結腸がん、膵臓がん、黄斑変性症

いちごは自然がくれた素敵なサプリメント

甘酸っぱく、ビタミンCが豊富に含まれています。大粒のいちごですと6～7粒ほどで、成人の1日の目標量が摂れることから、ビタミンCの女王とも呼ばれます。バラ科の多年草で、最も一般的な栽培種は、オランダイチゴ属と呼ばれるものです。

語源は明確ではないとする立場と、『日本

イチゴ(100g)に含まれる主な成分ランキング

順位	栄養成分	一日摂取目安量	含まれる量	充足率
1位	**ビタミンC**	**100mg**	**62mg**	**62%**
2位	葉酸	240μg	90μg	38%
3位	カリウム	2000mg	170mg	9%
4位	食物繊維	17g	1.4g	8%
5位	銅	0.7mg	0.05mg	7%
5位	パントテン酸	5mg	0.33mg	7%

書紀』に記載がある「イチビコ」という言葉に語源があるとする説などがあり、定説には至っていないようです。

ヨーロッパからアジアにかけて自生していたいちごが起源です。中国・瀋陽市新楽《しんら》遺跡（7000年前）から、炭化したいちごの葉が見つかっています。人手が加わるのは14世紀初頭で、フランス、ベルギーで栽培され始めたといわれています。18世紀にオランダで行われた品種改良が成功し、日本へはオランダイチゴとして江戸時代の終わり頃に伝わりました。鎖国下の日本でオランダから伝来したのですから、当然、長崎の出島に到着したのです。その頃の出島には当時、日本医学界の恩人であるシーボルト先生がいました。彼はそこで最愛の妻お滝に出会い夫婦となるのですが、お滝は伝来したばかりで珍しかったいちごを大変好んだといわれています。素敵なエピソードですね。

その後、明治5年（1872年）から本格的な栽培が始まりましたが、広く普及したのは、戦後とされています。

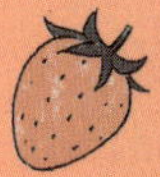

いちご

STRAWBERRY

いちごの種類はとても多く、農業技術の向上のおかげで一年中食べられます。収穫回数により「一季成り性いちご」と「四季成り性いちご（別名…夏いちご）」に分類されています。私たちが日常的に食べているのは一季成り性で、四季成り性とは主にケーキなどの業務用です。

　いちごは交配が簡単なため、各地の農業試験所が地域オリジナルのブランドいちごを名産品にしようと、新種の一季成り性の開発が活発に行われています。代表的な一季成り性には次のものがあります。

女《にょ》峰《ほう》…栃木県日光女峰山から命名された品種で、栃木県を中心に、広く東日本で栽培されています。酸味、甘味がともにしっかりしていて、香りもあり多汁です。

豊《とよ》の香《か》…平均重量が15gと大粒で、「女峰」より甘味が強い品種です。主な生産地は福岡県から佐賀県にかけての地域です。

栃《とち》乙《おと》女《め》…生産量は日本一です。栃木県の代表品種であり、「女峰」より果実が大きくしっかりした甘味で生食向きです。

あまおう…「あかい・まるい・おおきい・うまい」の頭文字を取った命名です。生産地は福岡県で、赤く、とても大粒で美しい形を

しています。

紅ほっぺ…香りと糖度の高い「章姫《あきひめ》」とコクと酸味がしっかりした「さちのか」と呼ばれる品種を交配したもので、静岡県、千葉県で作られています。

【入手シーズン（旬）】

一季成り性品種と呼ばれる品種は、本来は冬から春に実をつけます。しかし、夏に苗を冷蔵庫に入れて低温処理と遮光で休眠させると、開花時期と収穫時期をずらすことが可能になります。夏いちごと呼ばれる品種は、夏から秋にも実のなる品種。すなわち、春と秋の2回収穫ができることになります。

【選び方】

いちごの味は、赤色の濃い薄いとは関係ない場合があります。果実全体が色づき、明るくツヤがあり、ヘタは濃い緑色でみずみずしいものが良質です。ヘタの近くがまだ白っぽいものは完熟前でしょう。

【食べ方】

いちごを洗わずにヘタをつけたまま重ならないように並べて、ラップをかけて冷蔵庫に入れます。食べる直前にヘタを取ります。

◆おすすめレシピが32頁にあります。

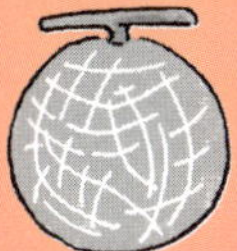

マスクメロン

特別な日に食べたい高級果物の代表格

MUSKMELON

1/6個で
1日に必要な
ビタミンCの
25%が
摂れます
(1個の平均重量1700g)

効能

《活性酸素を消去》

《効き目のある病気》

風邪、高血圧、激しい運動後の気管支感染症、胃潰瘍、胆のうの病気、腎臓病、心臓病、うつ、高血圧、高齢者の身体能力及び体力の向上、加齢による黄斑変性症、体内の鉛を除去するデトックス作用

《予防効果のある病気》

脳卒中、腎臓病、高血圧、骨・軟骨の減りを抑える、口腔がん、乳がん、胆のうの病気、動脈硬化、結腸がん、膵臓がん、黄斑変性症

果皮が違うネット系とノーネット系

メロンの仲間です。マスクメロンは果皮が網目で覆われていてネット系と呼ばれ、果肉は黄緑色です。それに対し、プリンスメロンは果皮に網目がないノーネット系と呼ばれ、果肉は橙色です。

消費者になじみの深い分類法は、栽培方式による分類です。現在の品種動向や商業上の

マスクメロン(100g)に含まれる主な成分ランキング

順位	栄養成分	一日摂取目安量	含まれる量	充足率
1位	ビタミンC	100mg	18mg	18%
2位	カリウム	2000mg	340mg	17%
3位	葉酸	240μg	32μg	13%
4位	ビタミンB6	1.1mg	0.1mg	9%
5位	銅	0.7mg	0.05mg	7%

習慣から、温室メロン、ハウスメロン、露地メロンなどと分類される傾向にあります。マスクメロンは温室メロンで、プリンスメロンは露地メロンです。

【入手シーズン(旬)】

マスクメロンは一年中あります。それ以外にも4月から9月まではいろいろなメロンが出回ります。

【選び方】

収穫日から5〜7日ぐらいが食べ頃の目安です。食べ頃表示が書かれていますので、その日まで常温で保管します。食べ頃の日が近づくと、香りが強くなり、お尻の部分に弾力を感じます。

【食べ方】

大きさによりますが、6等分に切り分け、カットしたあとすぐに種とわたを取ってしまい、ラップに包んで冷蔵庫で冷やしておきます。召し上がる直前に食卓にどうぞ。

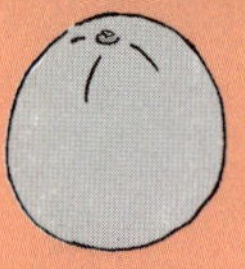

プリンスメロン

手軽に楽しめるカジュアルなメロン

PRINCE MELON

1/4個で
1日に必要な
ビタミンCの
34%が
摂れます
(1個の平均重量1000g)

効能

《活性酸素を消去》

《効き目のある病気》

風邪、高血圧、激しい運動後の気管支感染症、胃潰瘍、胆のうの病気、高齢者の身体能力及び体力の向上、加齢による黄斑変性症、体内の鉛を除去するデトックス作用

《予防効果のある病気》

骨・軟骨の減りを抑える、口腔がん、乳がん、胆のうの病気、動脈硬化、白内障、脳卒中、腎臓病、高血圧

βカロテンが豊富な赤肉系メロン

メロンには果肉の色による分類もあります。赤肉系（橙色）、青肉系、白肉系です。プリンスメロンは夕張メロンと同じ赤肉系ですから、βカロテンがとても豊富なのです。

プリンスメロンはノーネット系の露地メロンで、ハニーデューメロン、ホームランメロンと同じグループに属します。西洋種のメ

プリンスメロン（100g）に含まれる主な成分ランキング

順位	栄養成分	一日摂取目安量	含まれる量	充足率
1位	**ビタミンC**	**100mg**	**25mg**	**25%**
2位	カリウム	2000mg	350mg	18%
3位	ビタミンB6	1.1mg	0.11mg	10%
3位	葉酸	240μg	24μg	10%

※βカロテンも豊富です。

ロンと日本古来の「まくわうり」を交配した品種です。昭和37年（1962年）に発売され、一時はメロン市場のシェアの筆頭でした。手軽に求めやすい価格帯のメロンの先駆けであり、メロンの普及に貢献しました。

ハニーデューメロンは輸入メロンの大半を占めています。メキシコ産とアメリカ産が主です。果皮は白く、果肉は淡緑色あるいはオレンジ色、ジューシーで甘みが豊富です。

【入手シーズン（旬）】

4月から6月

【選び方】

花落ちの部分（お尻）が軟らかくなり、香りが強くなると食べ頃です。

【食べ方】

気軽に生ハムと合わせると、すぐに用意できるオードブルになります。

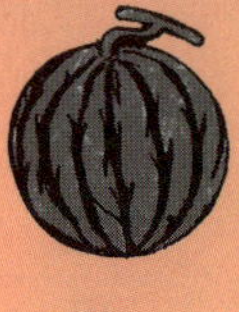

すいか

家族で食べる夏の風物詩

西瓜、水瓜
WATERMELON

1/16個で1日に必要なビタミンCの15%が摂れます
(1個の平均重量4000g)

効能

《活性酸素を消去》

《効き目のある病気》

風邪、高血圧、激しい運動後の気管支感染症、胃潰瘍、胆のうの病気、貧血、月経前症候群(PMS)、妊娠中のつわり、心臓病、高齢者の身体能力及び体力の向上、加齢による黄斑変性症、体内の鉛を除去するデトックス作用

《予防効果のある病気》

骨・軟骨の減りを抑える、口腔がん、乳がん、胆のうの病気、動脈硬化、白内障、腎臓結石、黄斑変性症

大玉、小玉、大きさは様々

アフリカが原産地です。エジプトにはすいかを描いた4千年前の壁画が残されています。紀元前にはインドへ伝わり、シルクロード経由で日本に渡来してきたようです。

最も普及しているものは大玉すいかです。大きいものでは8kgになります。それよりも大きなすいかというと、富山県の入善《にゅうぜん》町で生

すいか〔100g〕に含まれる主な成分ランキング

順位	栄養成分	一日摂取目安量	含まれる量	充足率
1位	**ビタミンC**	**100mg**	**10mg**	**10%**
2位	ビタミンB6	1.1mg	0.07mg	6%
2位	カリウム	2000mg	120mg	6%
4位	パントテン酸	5mg	0.22mg	4%

※βカロテンも豊富です。

産している楕円形の入善すいかで、20kgになるものもあります。

逆に、3kg以下の小さくて冷蔵庫に入れやすいすいかは小玉すいかです。黄色すいかは皮は緑ですが、果肉は黄色で、別名クリームすいかです。種なしすいかは食べやすい割には普及しませんでしたが、品種改良が進んでいます。

【入手シーズン(旬)】

6月から8月

【選び方】

皮に張りがあり、模様がハッキリしていて、果頂部(お尻の部分)が小さいと良品です。

【食べ方】

ツルを上にして縦に切り、中心部が均等になるよう分けます。食べる1時間ほど前に切り分けて、冷蔵庫で15度くらいに冷やすと美味しく食べられます。

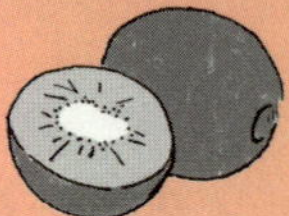

キウイ

さわやかな甘酸っぱさが人気

KIWI、KIWI FRUIT、CHINESE GOOSEBERR

1個で1日に必要なビタミンCの65%が摂れます
(1個の平均重量110g)

効能

《活性酸素を消去》

《効き目のある病気》

風邪、高血圧、激しい運動後の気管支感染症、胃潰瘍、胆のうの病気、月経前症候群（PMS）、10歳代の月経困難症、妊娠高血圧腎症、男性の不妊症、慢性関節リウマチの痛み、貧血、高齢者の身体能力及び体力の向上、加齢による黄斑変性症、体内の鉛を除去するデトックス作用

《予防効果のある病気》

骨・軟骨の減りを抑える、口腔がん、乳がん、胆のうの病気、動脈硬化、認知症、パーキンソン病、日焼け、膀胱がん、骨粗しょう症、脳卒中

ニュージーランドの国鳥が名の由来

ニュージーランドで本格的な量産に成功したある果物には、「チャイニーズ・グースベリー（中国スグリ）」という名前がついていました。それをアメリカに輸出しようと考えた時のことです。おりから朝鮮戦争（１９５０～１９５３）の影響で、米中関係が悪化していました。そこで、チャイニーズの名前を避

キウイ〔100g〕に含まれる主な成分ランキング

順位	栄養成分	一日摂取目安量	含まれる量	充足率
1位	**ビタミンC**	**100mg**	**69mg**	**69%**
2位	ビタミンE	6.5mg	1.3mg	20%
3位	銅	0.7mg	0.11mg	16%
4位	葉酸	240μg	36μg	15%
4位	食物繊維	17g	2.5g	15%
4位	カリウム	2000mg	290mg	15%

けるべきと判断した生産者たちは、新たに別の名前を付けたのです。それがキウイです。果実の形に似ているニュージーランドの国鳥キウイバードが名前の由来となりました。

【入手シーズン（旬）】

国内では一年中出回っています。

【選び方】

きれいな楕円形で、果皮にまんべんなく産毛が付いているものが良いキウイです。果皮の色は、明るい薄茶色のものが良く、軽く握ったときに軟らかさを感じられれば食べ頃です。固くて未熟なキウイは、常温で追熟させる必要があります。

【食べ方】

皮をむく前にまず両端を切り落とします。その時に軸を一緒に取り除きます。皮をむきスライスします。それとは別の方法としては、皮つきのまま半分に切り、スプーンで中をすくって食べます。

◆おすすめレシピが32頁にあります。

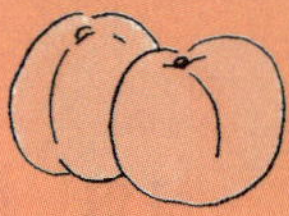

あんず

あんずの林は〃名医の看板〃

杏
APRICOT

1個で
1日に必要な
ビタミンEの
17%が
摂れます
(1個の平均重量70g)

効能

《活性酸素を消去》

《効き目のある病気》

高血圧、認知症、パーキンソン病、アルツハイマー病（認知症）がやや重くなった患者の記憶力低下の進行を食い止める、日焼け、膀胱がん

《予防効果のある病気》

白内障、乳がん、認知症、パーキンソン病、日焼け、膀胱がん、脳卒中、腎臓病、高血圧

万能薬の種と杏仁豆腐

昔からあんずの種は、万能薬のひとつとして使われていました。ですが危険ですから、種をかじってはいけません。

杏仁豆腐を作るときに必須の食材が、杏仁《きょうにん》霜《そう》です。

杏の種を圧縮すると、無色から淡黄色の透明な油が採れます。軟膏や香油または食用油

あんず〔100g〕に含まれる主な成分ランキング

順位	栄養成分	一日摂取目安量	含まれる量	充足率
1位	**ビタミンE**	**6.5mg**	**1.7mg**	**26%**
2位	カリウム	2000mg	200mg	10%
3位	食物繊維	17g	1.6g	9%
4位	マンガン	3.5mg	0.21mg	6%

※βカロテンも豊富です。

などに用いられます。油を搾り取った残りを粉末にしたものが杏仁霜です。

杏の種を抜いて大々的に杏仁油や杏仁霜を作ると、当然種の周りの実が残ります。せっかくの実を捨ててはもったいないので、乾燥あんずにしたり、ジャムなどの加工品として食されています。

【入手シーズン〔旬〕】

6月から8月

【選び方】

丸くてふっくらとして果皮に張りがあり、実がしまっているものが良い品です。皮全体が均一に橙色になっているものを選びます。良い香りがしていれば熟している証拠です。

【食べ方】

縫合線にそって種まで一周ナイフを入れ、上下をひねると2つに割れます。皮はむきます。

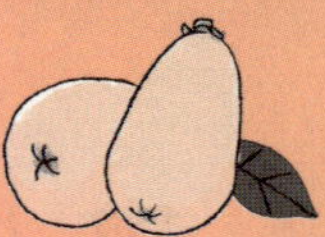

お釈迦様の時代からクスリといわれた びわ

枇杷
LOQUAT

2個で
1日に必要な
食物繊維の
10%が
摂れます
(1個の平均重量80g)

効能

《活性酸素を消去》

《効き目のある病気》
高コレステロール血症、便秘、高血圧

《予防効果のある病気》
白内障、乳がん、脳卒中、腎臓病、高血圧

“ことごとく諸苦を治す”という枝葉

インドのお釈迦様は、びわの木を「大薬王樹」、びわの葉を「無憂扇」といわれたとか。「枝、葉、茎ともに大薬なり。病者は香をかぎ、手に触れ、舌で舐めて、ことごとく諸苦を治す」そうなのですが、実が薬でなくて残念。原産地は中国で、6世紀にはすでに栽培が行われていました。以前は、いろいろなお宅の

びわ〔100g〕に含まれる主な成分ランキング

順位	栄養成分	一日摂取目安量	含まれる量	充足率
1位	**食物繊維**	**17g**	**1.6g**	**9%**
2位	カリウム	2000mg	160mg	8%
2位	マンガン	3.5mg	0.27mg	8%
4位	銅	0.7mg	0.04mg	6%

※βカロテンも豊富です。

庭先で見かける身近な果実でした。今はやや高級果実として扱われているようです。「茂木」と呼ばれる品種がメジャーです。

【入手シーズン（旬）】

5月から6月

【選び方】

ヘタがしっかりしていて、果皮に張りがあり、びわ独特の鮮やかさがあるものが良いものです。また、産毛と白い粉（ブルーム）が残っているものが新鮮なびわです。

【食べ方】

びわは常温保存でも大丈夫です。直射日光を避け、風通しが良く涼しい場所で保存してください。びわは追熟せず、長期間の保存もできないので、購入後はできるだけ早め（2～3日以内）に食べるようにしましょう。食べるときは、ヘタ（軸）を持ってヘソ（下）のほうから手で皮をむいて食べるのがおすすめです。

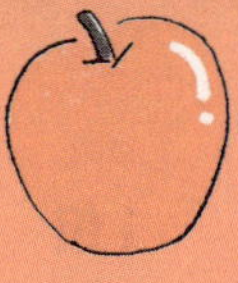

りんご

子供の時から大好きな果物

林檎
APPLE

1個で
1日に必要な
食物繊維の
19%が
摂れます
(1個の平均重量250g)

効能

《活性酸素を消去》

《効き目のある病気》

便秘、高コレステロール血症、高血圧、貧血、風邪、激しい運動後の気管支感染症、胃潰瘍、高齢者の身体能力及び体力の向上、加齢による黄斑変性症、免疫力向上、体内の鉛を除去するデトックス作用

《予防効果のある病気》

下痢、便秘、脳卒中、骨粗しょう症、口腔がん、乳がん、胆のうの病気、動脈硬化

りんごが変色したらレモン汁へ

りんごの果実は空気に触れると褐色に変色します。これはりんごに含まれるポリフェノールが空気中の酸素と結合するために起こる現象ですが、塩水につけて変色を防ぐ方法はみなさんご存じだと思います。変色したりんごも、レモン汁にさらすと色が戻ります。

りんご〔100g〕に含まれる主な成分ランキング

順位	栄養成分	一日摂取目安量	含まれる量	充足率
1位	**食物繊維**	**17g**	**1.5g**	**9%**
2位	カリウム	2000mg	110mg	6%
2位	銅	0.7mg	0.04mg	6%
4位	ビタミンC	100mg	4mg	4%

※フィトケミカルのプロアントシアニジン（P137）も豊富です。

【入手シーズン（旬）】

9月中旬から11月中旬ですが、各品種とも収穫期間は1カ月程度です。ですが、りんごはCA貯蔵と呼ばれる技術で9カ月近くの長期貯蔵が可能です。この技術のお陰で、私たちはりんごをほぼ一年中食べることができるのです。

【選び方】

果皮全体が赤く染まり、軸が太くて果皮に張りとツヤがあるものが良品です。果皮の赤色がまだらでも、糖度に影響はありません。

【食べ方】

常温のほか、冷蔵庫で保存することもできます。りんごはエチレンガスを出しますので、ビニール袋に入れてほかの果物や野菜から隔離しましょう。1.5cmほどの幅で輪切りにし、ペットボトルのふたなどで芯をくり抜けば、忙しい朝でも手軽に食べられます。

◆おすすめレシピが33頁にあります。

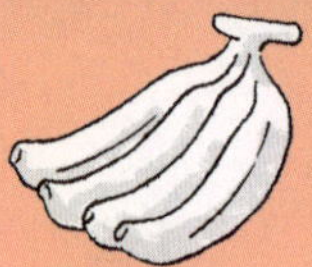

バナナ

主食にもなりうる栄養価の高い果物

実芭蕉
BANANA

1本で
1日に必要な
ビタミンB6の
32%が
摂れます
(1本の平均重量150g)

効能

《効き目のある病気》

貧血、月経前症候群（PMS）、妊娠中のつわり、心臓病、高血圧、高齢者の身体能力及び体力の向上、加齢による黄斑変性症、体内の鉛を除去するデトックス作用、風邪、激しい運動後の気管支感染症、胃潰瘍、胆のうの病気

《予防効果のある病気》

腎臓結石、黄斑変性症、脳卒中、腎臓病、高血圧、骨・軟骨の減りを抑える、口腔がん、乳がん、胆のうの病気、動脈硬化

生産量世界第1位の果物

アラビア語や西アフリカで指を意味するバネマ、バナーンが名前の由来のようです。バナナダイエットの是非はともかくとして、バナナ主体の食生活でも生きていけるようです。10年以上前から、バナナは世界の果物生産量の第1位を保っています。バナナの原産地はマレー半島からフィリピンにかけた南方

バナナ〔100g〕に含まれる主な成分ランキング

順位	栄養成分	一日摂取目安量	含まれる量	充足率
1位	ビタミンB6	1.1mg	0.38mg	35%
2位	カリウム	2000mg	360mg	18%
3位	ビタミンC	100mg	16mg	16%
4位	銅	0.7mg	0.09mg	13%
5位	マグネシウム	290mg	32mg	11%
5位	葉酸	240μg	26μg	11%

※フィトケミカルのプロアントシアニジン（P137）も豊富です。

で、インドを経由してアフリカに到達しています。コロンブスのアメリカ大陸発見を契機にヨーロッパと新大陸との交易が盛んになりますが、カナリア諸島でバナナの苗を手に入れた宣教師がハイチで植えたものが広まったようです。

【入手シーズン（旬）】

輸入により一年中あります。

【選び方】

バナナに青さが残って固いものは、常温で追熟させます。表面が黄色くなれば、追熟は完了とみなします。果皮に茶色の斑点「シュガースポット」が出てくると食べ頃です。

【食べ方】

常温で風通しのよいところに吊るします。最近ではバナナスタンドも売っていますので便利です。皮をむいてカットして食べ、冷凍保存ももちろん大丈夫です。

◆おすすめレシピが33頁にあります。

ちょっとひと手間　おすすめレシピ①

いちご～栄養いっぱいフルーツソース

いちごが余ってしまったら、いちごのフルーツソースを作りましょう。いちご1パックに対して、レモン汁二分の一個分、砂糖はいちごの甘さや好みにもよりますが、50gから100gぐらい、はちみつを加えても美味しくいただけます。いちごをビニール袋に入れて、めん棒などで潰します。材料をすべて鍋にかけて、沸騰したら弱火にして好みの感じまで煮詰めます。

キウイ～ヒンヤリ美味しいフレンチの一品

キウイがたくさんあったら、グラニテを作ってみましょう。ひと口大にカットしたキウイ2個に対して、砂糖20g水大さじ2杯、レモン汁少々とともにミキサーにかけて、冷凍庫で凍らせます。スプーンでくずしたら出来上がりです。ステーキやBBQのあとに、お口直しとして食べると口の中がすっきりします。また、グラニテにホワイトラムとジンジャーエール、スペアミントの葉をたくさん入れれば、キウイモヒートの出来上がりです。

りんご～パンケーキやアイスクリームのお供に

フライパンに砂糖100gと水大さじ3杯を入れ、色づくまで火を通します。そこに薄切りにしたりんごを入れ、弱火でしんなりするまで煮て、最後にバター大さじ1を入れて、りんごにバターをまとわせます。仕上げにお好みで、シナモンパウダーを振ったり、ローストして細かく刻んでおいたアーモンドを加えても美味しいです。パンケーキに乗せたり、アイスクリームとともに召し上がってください。

バナナ～クリームやソースを乗せたパンケーキ

牛乳100mL中に潰したバナナ一本分、はちみつ大さじ2杯を入れてよく混ぜてからホットケーキミックスを加えてタネをつくります。ホットプレートを140度に熱し、ホットケーキを焼く要領で両面を焼きます。ホイップクリーム、チョコレートソースやキャラメルソース、アイスクリーム、生のブルーベリーを乗せれば、バナナパンケーキの出来上がりです。バナナとチョコレートは相性がいいので、チョコチップを入れても美味しいでしょう。

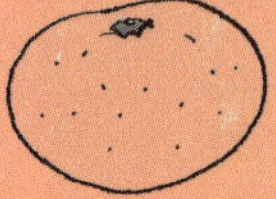

みかん（温州《うんしゅう》みかん）

子供の頃から馴染みの深い柑橘類の代表格

蜜柑
MANDARIN ORANGE

1個で
1日に必要な
ビタミンCの
25%が
摂れます
（1個の平均重量100g）

効能

《活性酸素を消去》

《効き目のある病気》

風邪、高血圧、激しい運動後の気管支感染症、胃潰瘍、胆のうの病気、腎臓病、心臓病、うつ、高齢者の身体能力及び体力の向上、加齢による黄斑変性症、体内の鉛を除去するデトックス作用

《予防効果のある病気》

骨・軟骨の減りを抑える、口腔がん、乳がん、胆のうの病気、動脈硬化、白内障、結腸がん、膵臓がん、黄斑変性症

瓤《じょう》囊《のう》膜ごと食べられる柑橘類の代表

国内で消費されている総柑橘類の半分以上が温州みかんです。果実は10数個の小袋が放射状に並んでいます。小袋を瓤囊《じょうのう》、小袋の薄皮を瓤囊膜、小袋の中身（いわゆる果肉）を砂《さ》瓤《じょう》と呼びます。瓤囊膜は食べることができますが、種類によって厚さが異なります。

〔柑橘類の分類①〕

みかん(温州みかん)〔100g〕に含まれる主な成分ランキング

順位	栄養成分	一日摂取目安量	含まれる量	充足率
1位	**ビタミンC**	**100mg**	**33mg**	**33%**
2位	葉酸	240μg	22μg	9%
3位	ビタミンB1	1.1mg	0.09mg	8%
3位	カリウム	2000mg	150mg	8%

※βカロテンも豊富です。

柑橘類をグループに分けると、まず独立した群は、「ミカン類」「オレンジ類」「ブンタン類」「グレープフルーツ類」「香酸柑橘類」「雑柑類」「タンゴール類」「タンゼロ類」「カラタチ類」「キンカン類」などがあります。「ミカン類」とはポンカンや温州みかん、「オレンジ類」はバレンシアオレンジやネーブル、「ブンタン類」は水晶ブンタンや晩白柚、「雑柑類」はハッサクや甘夏などです(P41参照)。

【入手シーズン(旬)】

収穫時期により、極早生温州(9月から10月)、早生温州、中生温州、普通温州(1月から2月)と長く楽しめます。

【選び方】

皮に張りとツヤがありフカフカしていないこと、ヘタは小さめで重みがあれば良品です。

【食べ方】

瓤嚢膜ごと食べましょう。

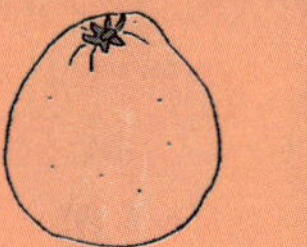

いよかん

「いい予感」のごろ合わせで人気

伊予柑
IYO ORANGE

1個で
1日に必要な
ビタミンCの
53%が
摂れます
(1個の平均重量250g)

効能

《活性酸素を消去》

《効き目のある病気》

風邪、高血圧、激しい運動後の気管支感染症、胃潰瘍、胆のうの病気、高齢者の身体能力及び体力の向上、加齢による黄斑変性症、体内の鉛を除去するデトックス作用

《予防効果のある病気》

骨・軟骨の減りを抑える、口腔がん、乳がん、胆のうの病気、動脈硬化、白内障、脳卒中、腎臓病、高血圧

タンゴール類の代表的品種

明治時代に山口県で発見されたタンゴール類の代表的品種です。果皮はやや厚めですがむきやすく、果肉はジューシーで甘みと酸味のバランスが良い果実です。

〔柑橘類の分類②〕

交配品種別の分類では、みかんとオレンジを掛け合わせて誕生したものは「タンゴー

いよかん〔100g〕に含まれる主な成分ランキング

順位	栄養成分	一日摂取目安量	含まれる量	充足率
1位	**ビタミンC**	**100mg**	**35mg**	**35%**
2位	カリウム	2000mg	190mg	10%
3位	葉酸	240μg	19μg	8%
4位	パントテン酸	5mg	0.36mg	7%

※βカロテンも豊富です。

ル」、みかん×ブンタン、みかん×グレープフルーツなどは「タンゼロ」と呼ばれます。ですから、いよかんや清見、デコポンなどはタンゴールで、セミノールやミネオラがタンゼロになります。

【入手シーズン（旬）】

1月から3月

【選び方】

皮に張りとツヤがあり、ヘタの部分が小さく、色は濃い橙色でずっしりと重みを感じるものが良品です。

【食べ方】

房をバラして、瓤嚢膜《じょうのう》を中心側から開き、むいて果肉だけにして食べます。

〔いろいろなみかん①〕

ポンカン…ジューシーで香り高く甘みも充分で、皮がむきやすく、袋ごと食べます。

デコポン（不知火）…清見×ポンカンの交雑種で、頭の部分が出っ張っているのが特徴です。甘みが強く袋ごと食べます。

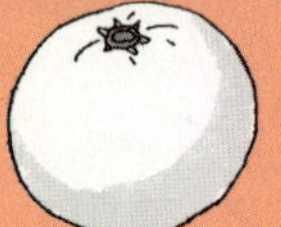

ぶんたん

柑橘類で一番大きなブンタン類です

文旦、ザボン
SHADDOCK

1/4個で
1日に必要な
ビタミンCの
34%が
摂れます
(1個の平均重量600g)

効能

《活性酸素を消去》

《効き目のある病気》

風邪、高血圧、激しい運動後の気管支感染症、胃潰瘍、胆のうの病気、月経前症候群（PMS）、10歳代の月経困難症、妊娠高血圧腎症、男性の不妊症、慢性関節リウマチの痛み、高齢者の身体能力及び体力の向上、加齢による黄斑変性症、体内の鉛を除去するデトックス作用

《予防効果のある病気》

骨・軟骨の減りを抑える、口腔がん、乳がん、胆のうの病気、動脈硬化、認知症、パーキンソン病、日焼け、膀胱がん、脳卒中、腎臓病、高血圧

分厚い果皮も食べられる果物

ザボン漬け（砂糖漬け）も有名です。

〔いろいろなみかん②〕

晩白柚（ばんぺいゆ）…2kgにもなるとても大きなぶんたんです。果皮は黄色で厚く、白い部分（アルベド）が2cm近いものもあります。日もちが良く常温で1カ月は大丈夫です。

ぶんたん〔100g〕に含まれる主な成分ランキング

順位	栄養成分	一日摂取目安量	含まれる量	充足率
1位	**ビタミンC**	**100mg**	**45mg**	**45%**
2位	カリウム	2000mg	180mg	9%
3位	ビタミンE	6.5mg	0.5mg	8%
4位	葉酸	240μg	16μg	7%
5位	パントテン酸	5mg	0.32mg	6%

八朔（はっさく）…八朔とは旧暦の8月1日です。この日から食べられることから付いた名前です。平均重量は300g。甘みと酸味のバランスが良く、果肉はやや硬めですが香りと風味は良好です。

せとか…「清見×アンコール」と「マーコット」の交配品種です。平均重量200g。むきやすく、果肉は軟らかくジューシーで濃厚な甘みがあり、袋ごと食べられます。

【入手シーズン（旬）】
2月から5月

【選び方】
皮に張りとツヤがあり、色は薄い黄色でずっしりと重みを感じるものが良品です。

【食べ方】
皮は固いのでナイフで切り、中身を一房ずつ取り出し、瓤嚢《じょうのう》膜を中心側から引き割いて果肉を取り出します。

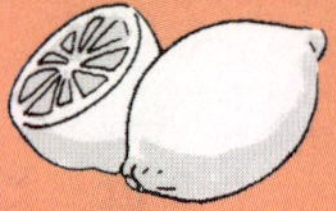

レモン（果汁）

肉にも魚にも合う強い酸味の果実

檸檬
LEMON

20mLで1日に必要なビタミンCの10%が摂れます

効能

《活性酸素を消去》

《効き目のある病気》

風邪、高血圧、激しい運動後の気管支感染症、胃潰瘍、高齢者の身体能力及び体力の向上、加齢による黄斑変性症、免疫力向上、体内の鉛を除去するデトックス作用、腎臓病、心臓病、うつ病

《予防効果のある病気》

口腔がん、乳がん、胆のうの病気、動脈硬化、結腸がん、膵臓がん、黄斑変性症

ビタミンCをたっぷり含んだ酸味の強い果物

インドのヒマラヤあたりが原産地で、シルクロードを経由してヨーロッパに伝わったとされています。コロンブスの二度目の航海の時に、壊血病予防で船に積み込まれたものが、新大陸で栽培され普及しました。

【入手シーズン（旬）】

レモン（果汁）〔100mL〕に含まれる主な成分ランキング

順位	栄養成分	一日摂取目安量	含まれる量	充足率
1位	**ビタミンC**	**100mg**	**50mg**	**50%**
2位	葉酸	240 μg	19 μg	8%
3位	カリウム	2000mg	100mg	5%
3位	ビタミンB6	1.1mg	0.05mg	5%

一年中あります。

【選び方】
香り高いレモンが良品です。

【食べ方】
調理中でも食卓でも使えます。

柑橘類の分類

オレンジ類
- バレンシアオレンジ
- ネーブル
- ブラッドオレンジ
- カラカラオレンジ

みかん類
- 温州みかん
- 紀州みかん
- ポンカン
- マンダリン
- タンジェリン
- アンコール

ブンタン類
- 文旦（ぶんたん）
- 晩白柚（ばんぺいゆ）

グレープフルーツ類
- グレープフルーツ
- マーシュ
- ルビー
- ダンカン

タンゴール類
- 伊予柑（いよかん）
- デコポン（不知火）
- 瀬戸香（せとか）
- はるみ
- 清見
- マーコット
- たんかん

タンゼロ類
- セミノール
- ミネオラ

香酸柑橘類
- ゆず
- ライム
- レモン
- シークァーサー
- だいだい
- カボス
- スダチ

雑柑類
- 八朔（はっさく）
- 夏ミカン
- 日向夏

カラタチ類
- カラタチ

キンカン類
- きんかん

※赤字のものは、本書で紹介しています。

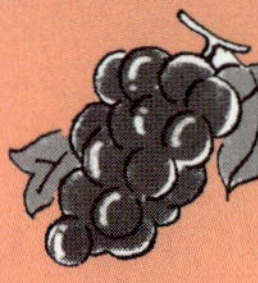

ぶどう

欧米では主としてワインを造る果物

葡萄
GRAPE

10粒で
1日に必要な
カリウムの
7%が
摂れます
(巨峰1粒の平均重量12g)

効能

《効き目のある病気》

貧血、高血圧、白内障

《予防効果のある病気》

骨粗しょう症、脳卒中、腎臓病、高血圧、糖尿病患者における腎臓病

古代から最も役に立つ果物のひとつ

ナトリウムの摂り過ぎは高血圧を招きます。今後は、ナトリウムの排泄を促して血圧を下げる作用があるカリウムを、高血圧の予防のために積極的に摂ろうという考え方が主流となります。

ぶどうは最も古くから栽培されている果物です。古代エジプトの古墳の天井には、今も

ぶどう(100g)に含まれる主な成分ランキング

順位	栄養成分	一日摂取目安量	含まれる量	充足率
1位	**カリウム**	**2000mg**	**130mg**	**7%**
1位	**銅**	**0.7mg**	**0.05mg**	**7%**
3位	ビタミンB1	1.1mg	0.04mg	4%
3位	ビタミンB6	1.1mg	0.04mg	4%

※βカロテンも豊富です。

残る、見事なぶどうの壁画が描かれています。ぶどうは日本では、ほとんどの人にとって生で食べる果物ですが、欧米ではワインを造るものです。

世界の総生産量で見ると、ぶどうは、バナナ、みかん、りんごに次いで4番目です。

【入手シーズン(旬)】

6月から10月

【選び方】

実の部分に張りがあり、軸が太く青いものを選びましょう。軸が茶色いものは収穫してから日が経っています。果皮に付着している白っぽい粉は水分の蒸発を防ぐための果粉《かふん》、ブルームと呼ばれるものです。この粉がまんべんなく付いている状態は、ぶどうの鮮度が良いことを示します。ブルームは食べても大丈夫です。

【食べ方】

冷蔵庫で保存するときは枝をつけたままです。

◆おすすめレシピが60頁にあります。

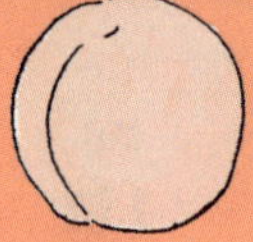

もも

桃源郷は病気知らずの〝健康郷〟

桃
PEACH

1個で1日に必要なビタミンEの23%が摂れます
(1個の平均重量250g)

効能

《活性酸素を消去》

《効き目のある病気》

月経前症候群（PMS）、10歳代の月経困難症、妊娠高血圧腎症、男性の不妊症、慢性関節リウマチの痛み、高血圧、高コレステロール血症、便秘、高齢者の身体能力及び体力の向上、加齢による黄斑変性症

《予防効果のある病気》

認知症、パーキンソン病、アルツハイマー病（認知症）がやや重くなった患者の記憶力低下の進行を食い止める、日焼け、膀胱がん、脳卒中、腎臓病、高血圧

中国からシルクロードを経て各国へ

中国ももの原産地は、中国南部の高原地帯といわれています。中国で栽培に成功したももは、シルクロードをたどり、ペルシャを経て古代オリエントからギリシャ、ローマに伝わります。日本に伝わったのは弥生時代とされています。

もも〔100g〕に含まれる主な成分ランキング

順位	栄養成分	一日摂取目安量	含まれる量	充足率
1位	**ビタミンE**	**6.5mg**	**0.7mg**	**11%**
2位	カリウム	2000mg	180mg	9%
3位	食物繊維	17g	1.3g	8%
3位	ビタミンC	100mg	8mg	8%
5位	ナイアシン	12mg	0.6mg	5%

【入手シーズン(旬)】

6月から9月

【選び方】

ふっくらときれいな丸みをしていて、全体的に色調が整っている物が良い品です。果皮全体に産毛があり、香りの強いものが美味しいももです。

固いももは追熟させるため、紙に包み風通しの良いところで常温保存しておきます。食べ頃が近づくと香りが増してきます。軽く指を当てて、軟らかみを感じれば食べ頃です。

【食べ方】

ももは枝に付いていた側よりも、果頂部(お尻)の糖度が高いものです。ナイフでカットするときは、縦にくし形に切り、枝側のほうから食べると最後まで甘みを感じられます。指で押して軟らかくなるまで常温で保存します。食べる数時間前に冷蔵庫で冷やします。ももには細かい毛のようなものがびっしり生えていて、素手であまりたくさんのももを触っていると、手がかゆくなる人もいます。

◆おすすめレシピが60頁にあります。

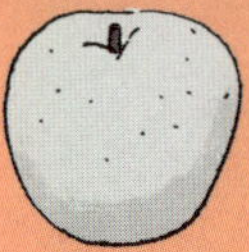

なし

弥生時代にはすでにあった水気たっぷりの果物

梨
PEAR

1個で
1日に必要な
銅の
19%が
摂れます
(1個の平均重量250g)

日本で最も歴史が古い果物のひとつ

日本で栽培される果物の中でも、歴史が古いもののひとつです。水分に富んでいて、シャリシャリした食感が魅力な球形の果物です。

【入手シーズン(旬)】
8月下旬から1月

効能

《効き目のある病気》
貧血、高血圧、高コレステロール血症、便秘

《予防効果のある病気》
骨粗しょう症、脳卒中、腎臓病、高血圧

なし〔100g〕に含まれる主な成分ランキング

順位	栄養成分	一日摂取目安量	含まれる量	充足率
1位	**銅**	**0.7mg**	**0.06mg**	**9%**
2位	カリウム	2000mg	140mg	7%
3位	食物繊維	17g	0.9g	5%
4位	ビタミンC	100mg	3mg	3%
4位	パントテン酸	5mg	0.14mg	3%

【選び方】

形がよく果皮に色ムラがなく張りがあり、重く、軸がしっかりとしているものが良い品です。

【食べ方】

残ったらポリ袋に入れ、冷蔵庫保存で保存状態がよければ7～10日ほどは日もちします。

〔日本なしの種類〕

幸水…「菊水」と「早生幸蔵」の交配品種で現在の日本なしの4割を占めています。果皮は褐色で扁円形。果肉は軟らかく甘くてジューシーです。

豊水…幸水を別の品種と交配したもので、幸水と並んで生産量が多い品種です。日もちがよく、果肉は軟らかく甘くジューシーで適度な酸味があります。

二十世紀…果皮はきれいな黄緑色で、鳥取県のブランドなしとして有名です。ジューシーですが果肉にシャリシャリ感がありま す。甘みとさわやかな風味のバランスが良い品種です。

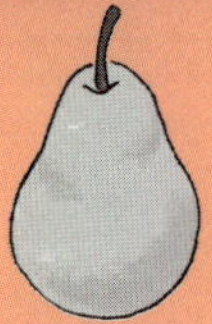

洋なし（ラ・フランス）

見た目は悪くても味は最高級

洋梨
WESTERN PEAR

1個で
1日に必要な
銅の
36%が
摂れます
(1個の平均重量250g)

効能

《効き目のある病気》

貧血、高コレステロール血症、便秘、高血圧

《予防効果のある病気》

骨粗しょう症、脳卒中、腎臓病、高血圧

平成に入ってから普及し始めた外来果物

16紀頃からドイツやイギリスで栽培が行われるようになり、日本へは明治時代に伝わりました。ですが、栽培の難しさと見た目からなかなか定着せず、平成に入ってからやっと普及し始めました。外観は美しくはありませんが、ねっとりした舌触りで甘みも十分にあります。

洋なし（ラ・フランス）〔100g〕に含まれる主な成分ランキング

順位	栄養成分	一日摂取目安量	含まれる量	充足率
1位	**銅**	**0.7mg**	**0.12mg**	**17%**
2位	食物繊維	17g	1.9g	11%
3位	カリウム	2000mg	140mg	7%
4位	ビタミンE	6.5mg	0.3mg	5%
5位	ビタミンC	100mg	3mg	3%

【入手シーズン（旬）】

10月から12月

【選び方】

実の固いうちに収穫し追熟させることで、初めて美味しく食べられます。追熟期間は常温で40～45日です。他のなしよりも少し長めです。果物の表面の色が、緑色から黄色に変化するにつれて、香りが立ちます。果実の肩の部分を軽く押して、柔らかくなったと感じれば食べ頃です。完熟すれば冷蔵庫に入れて、2、3時間冷やしてから切ります。

【食べ方】

食べるときはりんごのように皮をむいて、半分に切れば、スプーンで種と芯を簡単にくり抜けます。また、輪切りにして真ん中をくり抜いてもいいでしょう。

洋なしの濃厚さには、ブルーチーズがよくあいます。フルムダンベールをのせて、白ワインに合わせましょう。

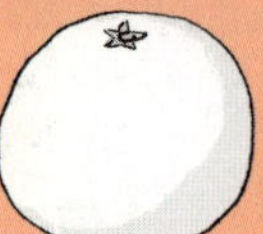

ビタミンCを豊富に含む

グレープフルーツ

GRAPEFRUIT

1/2個で
1日に必要な
ビタミンCの
38%が
摂れます
(1個の平均重量300g)

効能

《活性酸素を消去》

《効き目のある病気》

風邪、高血圧、激しい運動後の気管支感染症、胃潰瘍、胆のうの病気、ストレスを緩和、髪のダメージの改善、高齢者の身体能力及び体力の向上、加齢による黄斑変性症、体内の鉛を除去するデトックス作用

《予防効果のある病気》

骨・軟骨の減りを抑える、口腔がん、乳がん、胆のうの病気、動脈硬化、抜け毛の予防、脳卒中、腎臓病、高血圧

ぶどう状に実を付けることに由来

柑橘系の果物なのになぜ「グレープ」という名前なのかというと、ぶどうの房のように1本の枝にたくさんの実を付けるからです。

【入手シーズン(旬)】

国内で販売されているグレープフルーツは、ほとんどがフロリダや南アフリカからの

グレープフルーツ〔100g〕に含まれる主な成分ランキング

順位	栄養成分	一日摂取目安量	含まれる量	充足率
1位	**ビタミンC**	**100mg**	**36mg**	**36%**
2位	パントテン酸	5mg	0.39mg	8%
3位	カリウム	2000mg	140mg	7%
4位	ビタミンB1	1.1mg	0.07mg	6%
4位	葉酸	240μg	15μg	6%

輸入品です。旬の時期は、フロリダ産が11月から6月で、南アフリカ産は6月から11月頃になります。

【選び方】

形が丸く、ずっしりと重みがあるもの。果皮の色があざやかで、張りとツヤがあるものを選んでください。冷蔵庫の野菜室で2週間くらい日もちします。

半分にカットしたものはラップをかけて冷蔵庫で保存しますが、切った表面が乾燥しないように注意してください。

【食べ方】

グレープフルーツが日本に初めて入ってきたときには、水平に切って砂糖をふりかけスプーンで食べる方法がポピュラーでした。手で一房ずつ薄皮をむいて実だけにして食べたり、包丁を使って皮をきれいに切り外す方法もあります。

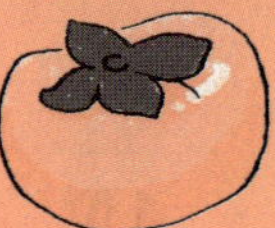

かき

生は秋の味覚、干しがきはお正月の味覚

柿
PERSIMMON

**1/2個で
1日に必要な
ビタミンCの
96%が
摂れます**
(1個の平均重量300g)

効能

《活性酸素を消去》

《効き目のある病気》

風邪、高血圧、激しい運動後の気管支感染症、胃潰瘍、胆のうの病気、骨粗しょう症、高齢者の身体能力及び体力の向上、加齢による黄斑変性症、体内の鉛を除去するデトックス作用

《予防効果のある病気》

骨・軟骨の減りを抑える、口腔がん、乳がん、胆のうの病気、動脈硬化、白内障

渋がきと甘がきの違いはタンニン

原産地は日本です。日本から1789年にヨーロッパへ、1870年に北アメリカへ伝わったことから学名にもかきの名前がそのまま使われています。著者（梅田）は若いときイタリアを旅行していて、朝市の店先でKAKIと書かれていた値札を見てとても嬉しかったことをよく覚えています。

かき〔100g〕に含まれる主な成分ランキング

順位	栄養成分	一日摂取目安量	含まれる量	充足率
1位	**ビタミンC**	**100mg**	**70mg**	**70%**
2位	マンガン	3.5mg	0.5mg	14%
3位	食物繊維	17g	1.6g	9%
3位	カリウム	2000mg	170mg	9%

※βカロテンも豊富です。

【入手シーズン〔旬〕】

9月から12月

【選び方】

ヘタがきれいで、果実に張りつき果実との間に隙間がないものが良いかきです。果皮が全体的にしっとりして張りがあり、全体的にムラなくきれいに色づいているもの、また持ったときに重みがあるものが良い果実です。

【食べ方】

サラダに入れたり、バターでソテーして食べる人もいるようです。かきが渋ければ自宅で干しがきにすることもできます。ヘタを残して皮をむきます。煮沸するか、焼酎をまんべんなく吹き付けてカビを防止します。ひもを結びつけて重ならないように干します。お天気によりますが、2週間から1カ月ほどで出来上がります。途中でもむと出来上がりが早まります。

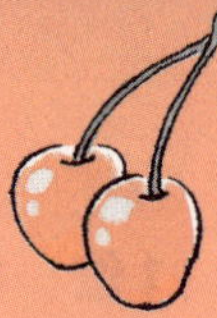

花見を楽しみ実を賞味する

さくらんぼ（日本）

桜ん坊、桜桃
CHERRY

10粒で
1日に必要な
葉酸の
9%が
摂れます
(1粒の平均重量6g)

効能

《活性酸素を消去》

《効き目のある病気》

腎臓病、心臓病、うつ、高血圧

《予防効果のある病気》

結腸がん、膵臓がん、乳がん、黄斑変性症、白内障、脳卒中、腎臓病、高血圧

木は桜桃、果実はさくらんぼ

日本人にとってサクラといえば、まず観賞するものですが、日本以外ではサクラは食用です。木は桜桃、果実をさくらんぼといいます。有名な佐藤錦という名前は、品種改良に成功した山形県の栽培家にちなんで名づけられました。

佐藤錦は、今や日本のさくらんぼの代名詞

さくらんぼ(日本)〔100g〕に含まれる主な成分ランキング

順位	栄養成分	一日摂取目安量	含まれる量	充足率
1位	葉酸	240μg	38μg	16%
2位	カリウム	2000mg	210mg	11%
3位	ビタミンC	100mg	10mg	10%
4位	ビタミンE	6.5mg	0.5mg	8%

※βカロテンも豊富です。

です。「ナポレオン」×「黄玉」の交配品種で、山形の佐藤栄助が16年かけて昭和の初めに完成させたものです。パイプハウスをビニールで完全に包み込む雨除けハウスの普及により、完全に熟すまで収穫期が延びたことで、真っ赤な佐藤錦ができます。

【入手シーズン(旬)】

5月下旬から6月下旬。山形県が全国の収穫量の7割を占めています。

【選び方】

粒が大きく、果皮に張りとツヤがあり、色が鮮やかなものが良質です。軸は青々としているものが新鮮です。収穫してから2～3日が食べ頃です。購入後は冷蔵庫に入れて、早めに召し上がってください。長時間冷蔵庫に入れておくと、甘みが薄れてしまいます。

【食べ方】

軸を取らないで洗い、適度に冷して食べます。

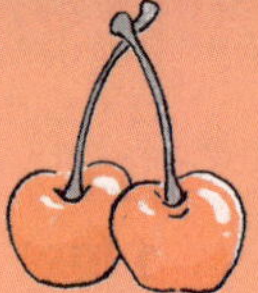

さくらんぼ（米国）

気軽にたくさん食べられるダークチェリー

CHERRY

10粒で
1日に必要な
葉酸の
10%が
摂れます
（1粒の平均重量6g）

国産とは違う独特の風味

果皮の色が濃いことから、ダークチェリーとも呼ばれます。果肉も濃い赤紫色です。酸味が少なく甘みがしっかりしています。

日本に入るアメリカン・ダークチェリーの9割が、ビングと呼ばれる品種です。主な生産地は北アメリカの西海岸北部で、カリフォルニア州よりも北の、オレゴン州、ワシント

効能

《活性酸素を消去》

《効き目のある病気》

腎臓病、心臓病、うつ、高血圧、貧血

《予防効果のある病気》

結腸がん、膵臓がん、乳がん、黄斑変性症、脳卒中、腎臓病、高血圧、骨粗しょう症

さくらんぼ（米国）〔100g〕に含まれる主な成分ランキング

順位	栄養成分	一日摂取目安量	含まれる量	充足率
1位	葉酸	240μg	42μg	18%
2位	カリウム	2000mg	260mg	13%
3位	銅	0.7mg	0.08mg	11%
4位	ビタミンC	100mg	9mg	9%
5位	食物繊維	17g	1.4g	8%

ン州、カナダのブリティッシュコロンビア州です。ビングは大きくて、色が濃く、実は締まっていて歯ごたえがあります。皮もしっかりしていますから、船の輸送に耐えられます。名前は、１８７０年代にオレゴン州の園芸家と協力してこの品種を改良した農園の作業主任ビングの名前に由来します。

【入手シーズン（旬）】

５月から７月

【選び方】

表面に張りとツヤがあり、軸は青々としてしっかり付いていて、表面の色が濃い赤紫色のものが良品です。

【食べ方】

チェリーのジャムを作りましょう。チェリーをよく洗い軸を取り乾かしてから種を取り除きます。チェリーと砂糖の比率は10対３〜５とし、レモン汁をふりかけて煮ます。

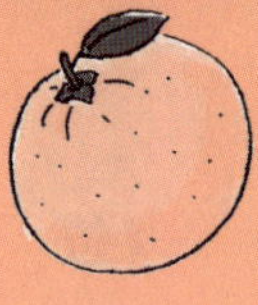

果皮や果汁がクスリになる

オレンジ

ORANGE

1個で
1日に必要な
ビタミンCの
48%が
摂れます
(1個の平均重量200g)

効能

《活性酸素を消去》

《効き目のある病気》

風邪、高血圧、激しい運動後の気管支感染症、胃潰瘍、高齢者の身体能力及び体力の向上、加齢による黄斑変性症、免疫力向上、体内の鉛を除去するデトックス作用、腎臓病、心臓病、うつ、貧血、白内障、血管を強くする、骨の形成

《予防効果のある病気》

口腔がん、乳がん、胆のうの病気、動脈硬化、白内障、結腸がん、膵臓がん、黄斑変性症、骨粗しょう症、脳卒中、糖尿病患者における腎臓病

高血圧や動脈硬化を予防する働き

原産地はインドのアッサム地方。2世紀ごろ、イスラエルを経てイタリアや北アフリカへ伝わっています。7世紀ごろにヨーロッパ本土に持ち込まれ、15世紀の終わりには、コロンブスによりアメリカ大陸でオレンジの木が植えられたといわれています。日本へは明治時代にアメリカから導入されました。柑橘

オレンジ（100g）に含まれる主な成分ランキング

順位	栄養成分	一日摂取目安量	含まれる量	充足率
1位	**ビタミンC**	**100mg**	**40mg**	**40%**
2位	葉酸	240μg	32μg	13%
3位	ビタミンB1	1.1mg	0.1mg	9%
3位	銅	0.7mg	0.06mg	9%
5位	パントテン酸	5mg	0.36mg	7%

類の果皮、袋（瓤嚢膜）、白い筋に含まれているポリフェノール（フィトケミカル〈P136〉の一種）にも高血圧や動脈硬化を予防する働きがあります。また、赤いオレンジの色素アントシアニンにも抗酸化作用が認められています。

【入手シーズン（旬）】

日本で販売されているオレンジの多くは、カリフォルニアや南アフリカから輸入しており、一年中手に入ります。

【選び方】

皮の色が鮮やかなオレンジ色でツヤがあり、持ったときにずっしりと重みを感じるものが良い品です。

【食べ方】

食べる数時間前に冷蔵庫に入れて冷やしましょう。カットしたものを冷凍することもできます。

◆おすすめレシピが61頁にあります。

ちょっとひと手間　おすすめレシピ②

ぶどう～赤ワインで煮込んだコンポート

皮までむいたぶどうが余ったら、コンポートを作りましょう。赤ワイン300～400mLに対して、砂糖は50g～70g程度、レモン汁大さじ2杯と一緒にアルコールが飛ぶまで、煮立たせます。ワインが苦手な方やお子様には、水でシロップを作り、煮立たせるときにぶどうの皮を入れて色付かせます。皮を取り出したところにむいておいたぶどうを入れて、一日置けば出来上がりです。アイスクリームやヨーグルトに添えましょう。

もも～シャンパンに合う夏のアンティパスト

もものすじにそって切込みを一周入れたら、両手でひねると二つに割れます。種をとって皮をむきます。ももを八等分に切ったら少量のオリーブオイル、塩こしょう、バルサミコ酢、細かくちぎったミントの葉とともにマリネにします。生ハムやモッツァレラチーズと一緒に食べると、シャンパンによく合う夏のアンティパストになります。

オレンジ～ワインに合うオレンジピール

　中身を食べ終わったら、皮を使ってオレンジピールを作りましょう。よく洗った皮を幅1㎝、長さ5㎝ぐらいの大きさに切った後、白い部分をナイフで落とします。苦味が得意な人は、ワタを取りすぎない方が苦味が残ります。切った皮を水から茹でて、沸騰したら3分ほど煮て茹でこぼすという作業を3回繰り返します。これでアクや苦味がなくなります。キッチンペーパーで水気を拭き取ったら、オレンジの重さの半分ぐらいの砂糖と砂糖の二倍の水を火にかけ、沸騰させた中に入れて、水気がなくなるまで煮詰めていきます。お好みでレモン汁を入れてもよいです。ざるなどに広げて乾かせば、出来上がりです。そのままでももちろんですが、ビターチョコレートを湯せんで溶かし、出来上がったオレンジピールの三分の二あたりまでチョコレートにくぐらせてから乾かすと、ワインにもよく合うおつまみになります。

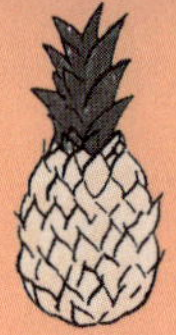

パイナップル

デトックス作用等に効き目あり

PINEAPPLE

1/6個で 1日に必要な ビタミンCの 30%が 摂れます

(1個の平均重量1200g)

効能

《活性酸素を消去》

《効き目のある病気》

風邪、高血圧、激しい運動後の気管支感染症、胃潰瘍、胆のうの病気、貧血、骨粗しょう症、高齢者の身体能力及び体力の向上、加齢による黄斑変性症、体内の鉛を除去するデトックス作用、髪のダメージ

《予防効果のある病気》

骨・軟骨の減りを抑える、口腔がん、乳がん、胆のうの病気、動脈硬化、骨粗しょう症、抜け毛

姿は松(パイン)で味はりんご(アップル)

果実の形が松かさに似ていて、味はりんごに似ているのでパイン(pine)アップル(apple)と名づけられたとされています。パイナップルは1000年以上前からブラジル南部、アルゼンチン北部、パラグアイにかけた地域で栽培されていました。

パイナップル〔100g〕に含まれる主な成分ランキング

順位	栄養成分	一日摂取目安量	含まれる量	充足率
1位	**ビタミンC**	**100mg**	**27mg**	**27%**
2位	マンガン	3.5mg	0.76mg	22%
3位	銅	0.7mg	0.11mg	16%
4位	食物繊維	17g	1.5g	9%
5位	カリウム	2000mg	150mg	8%

【入手シーズン〔旬〕】

輸入により一年中食べられます。

【選び方】

全体的に丸みがあり、下ぶくれの形をしているもの。重みがあって香りが良く、葉の色が濃いものが良い品です。パイナップルは樹上で熟したものを収穫しているのですぐに食べられます。追熟しません。新聞紙にくるんで冷蔵庫の野菜室に入れておけば2〜3日もちます。お尻の部分が一番甘いので葉の部分をとって逆さまに置いておくと甘さが均一になります。

【食べ方】

パイナップルは簡単に輪切りにできる器具があり、たいへん便利です。カットして冷蔵、冷凍で保存できます。食べたときに口の中がイガイガすることがありますが、それはたんぱく質を分解する成分のせいです。すりおろして肉につけておくと肉が軟らかくなります。

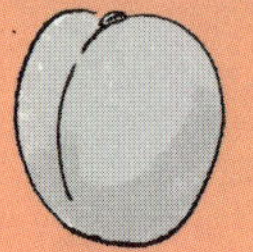

うめ

疲れた体にすっぱいうめが効く

梅
PLUM

1個で
1日に必要な
ビタミンEの
17%が
摂れます
(1個の平均重量40g)

効能

《活性酸素を消去》

《効き目のある病気》

月経前症候群（PMS）、10歳代の月経困難症、妊娠高血圧腎症、男性の不妊症、慢性関節リウマチの痛み、高コレステロール血症、便秘、高齢者の身体能力及び体力の向上、加齢による黄斑変性症

《予防効果のある病気》

認知症、パーキンソン病、アルツハイマー病（認知症）がやや重くなった患者の記憶力低下の進行を食い止める、日焼け、膀胱がん、白内障、乳がん

疲労回復、食中毒予防に効果あり

うめ干しは疲労回復、食中毒予防に効果がありますが、生の果実を食することはありません。未成熟の青い果実を飲み込むと、胃酸により有毒性が出ますが、幼児が誤って果実をかじった程度では、生命に関わる一大事にはまずなりません。なお、うめ酒に使う青い実やうめ干しの種の中身などは、アルコール

うめ（100g）に含まれる主な成分ランキング

順位	栄養成分	一日摂取目安量	含まれる量	充足率
1位	**ビタミンE**	**6.5mg**	**3.3mg**	**51%**
2位	食物繊維	17g	2.5g	15%
3位	カリウム	2000mg	240mg	12%
4位	銅	0.7mg	0.05mg	7%
4位	パントテン酸	5mg	0.35mg	7%

※βカロテンも豊富です。

や塩分により毒性は低下しています。

【入手シーズン（旬）】

6月から7月。日本一の生産地は和歌山県で、国内全産出量の約7割を占めています。

【選び方】

傷がなく、粒がそろっていること、青くて固いものほど鮮度が良いものです。黄色くなり始めたうめで斑点が出ているものは、鮮度が落ちています。

【食べ方】

うめの酸味は、紀元前から塩とともに調味料として使われています。日本語の「良い塩《あん》梅《ばい》」とは、もともと、うめと塩による味付けがうまくいったことを表しています。

うめ干し、うめ酒、うめ酢などに使われます。うめ干しの塩分は20％から3％と様々です。塩分の取りすぎも心配ですが、低塩分のものは塩抜きしているため、うめ干しの酸味であるクエン酸も抜けています。

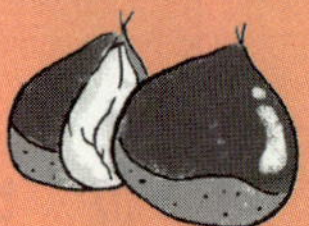

秋を感じる日本古来の味覚

くり（ゆで）

栗
CHESTNUT

5粒で
1日に必要な
銅の
32%が
摂れます
（1粒の平均重量15g）

記紀にも記された秋の味覚

『古事記』や『日本書紀』にも登場する、昔から日本にある果物です。平安時代に京都の丹波地域で栽培され始め、徐々に普及しました。

【入手シーズン（旬）】
9月から11月

効能

《効き目のある病気》

貧血、高コレステロール血症、便秘、腎臓病、心臓病、うつ、月経前症候群（PMS）、妊娠中のつわり、心臓病

《予防効果のある病気》

骨粗しょう症、結腸がん、膵臓がん、乳がん、黄斑変性症、腎臓結石

くり（ゆで）〔100g〕に含まれる主な成分ランキング

順位	栄養成分	一日摂取目安量	含まれる量	充足率
1位	**銅**	**0.7mg**	**0.37mg**	**53%**
2位	食物繊維	17g	6.6g	39%
3位	葉酸	240μg	76μg	32%
4位	マンガン	3.5mg	1.07mg	31%
5位	ビタミンC	100mg	26mg	26%
6位	ビタミンB6	1.1mg	0.26mg	24%

【選び方】

虫食いのような穴のあいていないもので、皮がツヤツヤで張りがあり表面が輝いているものが良いくりです。手に取り、重いものを選びましょう。

【食べ方】

残ったら、よく洗ってから水気を切り、冷凍すれば半年間ぐらいは保存することが可能です。食べるときはそのまま茹でます。

【くりの種類】

日本ぐり…国内で一般的に売られているくりは、野生の芝ぐりを改良したものです。実が大きく、味もよく秋の味覚を代表する果実です。残念ながら甘みはいささか少なめで、渋皮をはがしにくいのが難点です。

中国ぐり…天津甘栗でなじみ深いくりです。甘くて渋皮もむきやすいのですが、害虫の被害を受けやすいので国内では栽培されていません。

ヨーロッパぐり…マロングラッセなどに使われる品種で、国内では栽培されていません。

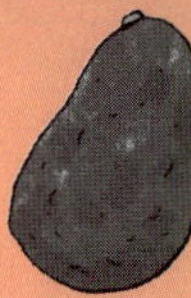

アボカド

おかずにもなる森のバター

AVOCADO

1/2個で
1日に必要な
ビタミンEの
54%が
摂れます
(1個の平均重量300g)

効能

《活性酸素を消去》

《効き目のある病気》

月経前症候群（PMS）、10歳代の月経困難症、妊娠高血圧腎症、男性の不妊症、慢性関節リウマチの痛み、貧血、妊娠中のつわり、心臓病、高齢者の身体能力及び体力の向上、加齢による黄斑変性症

《予防効果のある病気》

認知症、パーキンソン病、アルツハイマー病（認知症）がやや重くなった患者の記憶力低下の進行を食い止める、日焼け、膀胱がん、腎臓結石、黄斑変性症

血液をサラサラにするアボカドの脂肪分

原産国は南アメリカ北部からメキシコ高地で、アステカ族が栽培していたものを16世紀にスペイン人が持ち帰ったようです。

アボカドの脂肪分はコレステロールを減らす不和脂肪酸ですから、血液をサラサラにします。

アボカド(100g)に含まれる主な成分ランキング

順位	栄養成分	一日摂取目安量	含まれる量	充足率
1位	**ビタミンE**	**6.5mg**	**3.3mg**	**51%**
2位	カリウム	2000mg	720mg	36%
3位	葉酸	240μg	84μg	35%
4位	銅	0.7mg	0.24mg	34%
5位	パントテン酸	5mg	1.65mg	33%
6位	食物繊維	17g	5.3g	31%
7位	ビタミンB6	1.1mg	0.32mg	29%

【入手シーズン(旬)】

輸入でほぼ一年中食べられます。

【選び方】

皮に張りとツヤがあり、ヘタと果皮の間に隙間がないものが良い品物です。皮が緑色のものは追熟が必要です。マグロのトロに味が似ていることから、巻きずしのネタにもなります。果物ですが、わさび醤油やマヨネーズをつけるとおかずになります。なお、天然ゴムにアレルギーがある人は、アボカドには用心してください。

【食べ方】

縦に切れ目を入れ、ひねって半分にします。包丁の根元で種を打ち付け、引っ張りだします。すぐに色が変わるので、保存するときは種をつけたままレモン汁をかけ、ラップをピッタリ張りつけて冷蔵庫に入れますが、なるべく早く食べきりましょう。

◆おすすめレシピが98頁にあります。

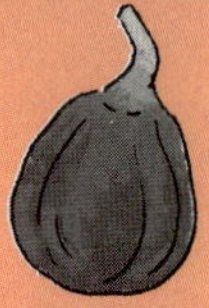

いちじく

アダムとイヴの時代からある果物

無花果
FIG

2個で
1日に必要な
食物繊維の
15%が
摂れます
(1個の平均重量80g)

効能

《効き目のある病気》

便秘、腎臓病、心臓病、うつ、貧血、高コレステロール血症

《予防効果のある病気》

骨粗しょう症、結腸がん、膵臓がん、乳がん、黄斑変性症

古代ローマで最もポピュラーな果物

原産地はアラビア南部です。地中海世界で最も古くから知られ、古代ローマでは最もポピュラーな果物でした。

漢字で無花果と書きますが、実ができるのですから花はあります。いちじくを半分に切ると中には赤い顆粒状のものがたくさん見えます。あのつぶつぶのひとつひとつが花です。

いちじく〔100g〕に含まれる主な成分ランキング

順位	栄養成分	一日摂取目安量	含まれる量	充足率
1位	**食物繊維**	**17g**	**1.9g**	**11%**
2位	葉酸	240μg	22μg	9%
2位	銅	0.7mg	0.06mg	9%
2位	カリウム	2000mg	170mg	9%
5位	ビタミンB6	1.1mg	0.07mg	6%

いちじくは実の中に花をつけるので、外からは確認できず、「無花果」になりました。

国内で販売されるいちじくの約8割を占めるのが、桝井ドーフィンという品種です。20世紀の初めに広島県の桝井光次郎がアメリカから持ち帰ったもので、栽培しやすく果実が日もちすることから普及しました。

【入手シーズン〔旬〕】

6月頃から11月頃まで食べられます。

【選び方】

ふっくらと大きくて皮に張りと弾力性があり香りがよいものが良品です。茎の切り口に白い液がついているものは新鮮な証拠です。お尻の部分が裂けそうになり、茎のところまで赤褐色に染まると食べ頃です。

【食べ方】

軸のつけ根からむきます。

すももは桃とは違います

すもも（日本すもも）

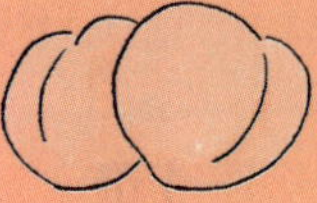

酸桃、李
PLUM

1個で
1日に必要な
葉酸の
14%が
摂れます
（1個の平均重量100g）

効能

《活性酸素を消去》

《効き目のある病気》

腎臓病、心臓病、うつ、高コレステロール血症、便秘

《予防効果のある病気》

結腸がん、膵臓がん、乳がん、黄斑変性症、白内障

酸っぱい味わいから〝酢の桃〟と呼ばれる

実の酸味が強いことから、酢桃《すもも》と呼ばれるようになりました。

ひと口にすももといいましても、日本すももと西洋すももの2種類があります。日本すももは、中国原産のもので奈良時代に伝来したといわれています。『古事記』や『日本書紀』にも登場しています。漢詩にある「李下に冠

すもも(100g)に含まれる主な成分ランキング

順位	栄養成分	一日摂取目安量	含まれる量	充足率
1位	葉酸	240μg	37μg	15%
2位	食物繊維	17g	1.6g	9%
2位	ビタミンE	6.5mg	0.6mg	9%
4位	カリウム	2000mg	150mg	8%

を正さず(疑わしいことはするな)」のすももです。

品種としては、大石早生が現在日本で最も多く栽培されています。形は球状で、完熟すると果皮は鮮紅色に染まります。果汁に富んだ、甘酸っぱい果実です。緑色のすももはソルダムと呼ばれる品種です。

【入手シーズン(旬)】

6月から9月

【選び方】

色が均一で張りと弾力性があり、持ったときに重さがあるものが良い果実です。果皮に白い粉(ブルーム)が付いているものは新鮮です。熟していないすももは、常温で保存して追熟させます。

【食べ方】

食べる直前に皮を洗い、食べやすい大きさに切って皮のまま食べます。

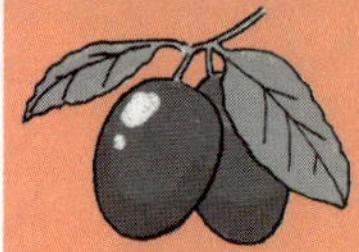

プルーン（西洋すもも）

カリフォルニアの陽を浴びた〝太陽の缶詰〟

PRUNE

1個で
1日に必要な
ビタミンEの
13%が
摂れます
（1個の平均重量70g）

効能

《活性酸素を消去》

《効き目のある病気》

月経前症候群（PMS）、10歳代の月経困難症、妊娠高血圧腎症、男性の不妊症、慢性関節リウマチの痛み、腎臓病、心臓病、うつ、高齢者の身体能力及び体力の向上、加齢による黄斑変性症

《予防効果のある病気》

白内障、乳がん、認知症、パーキンソン病、アルツハイマー病（認知症）がやや重くなった患者の記憶力低下の進行を食い止める、日焼け、膀胱がん、結腸がん、膵臓がん、黄斑変性症

主にドライフルーツとして食される

中国原産の日本のあんずとは別の品種です。二つあるうちのもうひとつのすももは、ローマ帝国時代に書かれたプリニウス博物誌にも記載がある「西洋すもも」です。

原産地はカスピ海沿岸のコーカサス地方で、紀元前にはヨーロッパ各地で栽培されていたといわれています。その後アメリカへ渡り、

プルーン〔100g〕に含まれる主な成分ランキング

順位	栄養成分	一日摂取目安量	含まれる量	充足率
1位	ビタミンE	6.5mg	1.3mg	20%
2位	葉酸	240μg	35μg	15%
3位	食物繊維	17g	1.9g	11%
3位	カリウム	2000mg	220mg	11%

※βカロテンも豊富です。

19世紀にカリフォルニアで大量に栽培されるようになりました。

代表的な西洋すももの品種としては、「サンプルーン」、「シュガープルーン」、「スタンレイ」などがあります。いずれのすももも糖度が高く食べやすい果実です。生食でもドライフルーツにしても美味しいものです。形は円形から楕円形で、皮の色は濃さの違いはありますが総じて濃い紫色です。果肉は淡い黄色や黄緑色です。

アメリカから大量に輸入されているドライフルーツのプルーンは、ダジャン種です。

【入手シーズン(旬)】

7月から10月

【選び方】

皮にブルーム(白い粉)が吹いていて、軸はまだ青く、果実は張りがあるものが良品です。

【食べ方】

皮ごと食べましょう。

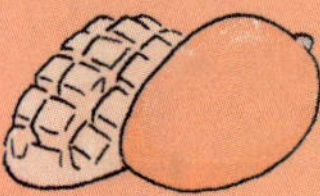

世界三大美果のひとつ

マンゴー

MANGO

1/3個で
1日に必要な
葉酸の
23%が
摂れます
(1個の平均重量300g)

効能

《活性酸素を消去》

《効き目のある病気》

月経前症候群（PMS）、10歳代の月経困難症、妊娠高血圧腎症、男性の不妊症、慢性関節リウマチの痛み、腎臓病、心臓病、うつ、高齢者の身体能力及び体力の向上、加齢による黄斑変性症

《予防効果のある病気》

白内障、乳がん、認知症、パーキンソン病、アルツハイマー病（認知症）がやや重くなった患者の記憶力低下の進行を食い止める、日焼け、膀胱がん、結腸がん、膵臓がん、黄斑変性症

完熟したマンゴーはネットでキャッチ

トロピカルフルーツで、マンゴスチンやチェリモヤとともに世界三大美果として有名です。実がなって完熟すると自然に落下します。せっかく実がなったのに地面へ落ちては傷んでしまうので、実が落ちてもよいようにネットでマンゴーを包み枝に縛っておきます。

マンゴー〔100g〕に含まれる主な成分ランキング

順位	栄養成分	一日摂取目安量	含まれる量	充足率
1位	**葉酸**	**240μg**	**84μg**	**35%**
2位	ビタミンE	6.5mg	1.8mg	28%
3位	ビタミンC	100mg	20mg	20%
4位	ビタミンB6	1.1mg	0.13mg	12%

※フィトケミカルのカロチノイド(P137)、βカロテンも豊富です。

【入手シーズン(旬)】

国内産は4月から8月。輸入物は一年中あります。

【選び方】

国内産のアップルマンゴーは赤く色づいていて、形がよく手のひらに収まる大きさでツヤがあり、果肉が締まっているものが食べ頃です。フィリピンやタイから輸入されているマンゴーは、黄色が鮮やかで表面がツルツルしているものが良品です。

【食べ方】

押してみて少し軟らかくなるまで常温で保存します。食べる数時間前に冷蔵庫に移し、冷やしすぎないようにしましょう。平たい種の両側に見当をつけて、縦に三枚に切ります。皮を切らないように実を縦・横四角に切り、スプーンで皮から果肉を外すと、フォークで食べられます。カットしたものを冷凍しておけます。

◆おすすめレシピが98頁にあります。

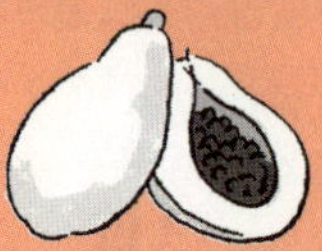

パパイア

デトックスと栄養の宝庫

PAPAYA

1/4個で
1日に必要な
ビタミンCの
73%が
摂れます
(1個の平均重量900g)

効能

《活性酸素を消去》

《効き目のある病気》

風邪、高血圧、激しい運動後の気管支感染症、胃潰瘍、胆のうの病気、腎臓病、心臓病、うつ、高齢者の身体能力及び体力の向上、加齢による黄斑変性症、体内の鉛を除去するデトックス作用

《予防効果のある病気》

骨・軟骨の減りを抑える、口腔がん、乳がん、胆のうの病気、動脈硬化、白内障、結腸がん、膵臓がん、黄斑変性症

3日続くという解毒作用

パパイアはとても解毒作用が強く、一度食べるとその解毒作用は3日続くといわれるくらいです。

輸入パパイアの多くがソロと呼ばれる品種です。皮の色は初めは緑ですが、熟すにつれて黄色く変化します。果肉は黄色でねっとりとした食感と豊富な甘みがあります。酸味は

パパイア（100g）に含まれる主な成分ランキング

順位	栄養成分	一日摂取目安量	含まれる量	充足率
1位	ビタミンC	100mg	50mg	50%
2位	葉酸	240μg	44μg	18%
3位	食物繊維	17g	2.2g	13%
4位	カリウム	2000mg	210mg	11%

※βカロテンも豊富です。

ほとんどありません。一年中安定して主としてフィリピンから輸入されています。

サンライズと呼ばれる品種は皮の色が緑色がかった黄色で、熟すと黄色になります。果肉は鮮やかな赤オレンジ色です。香りはソロに比べてやや少なめですが、糖度が高くさっぱりとした口当たりです。主にハワイから輸入されています。

【入手シーズン（旬）】

一年中安定して輸入されています。

【選び方】

果皮にツヤがあり重みがあるものが完熟したものです。色が十分に黄色くなり、軟らかくなり香りも強くなってきたら食べ頃です。

【食べ方】

縦に半分に切り、上の軸の付け根部分を切り落とし、中の種をスプーンで取り出してから皮をむきます。残ったら冷凍できます。

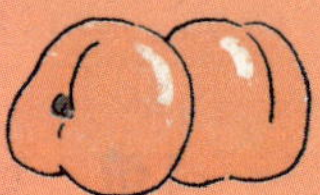

ネクタリン

適度な酸味が魅力的なももの仲間

椿桃
NECTARINE

1個で
1日に必要な
ビタミンEの
37%が
摂れます
(1個の平均重量200g)

効能

《活性酸素を消去》

《効き目のある病気》

月経前症候群（PMS）、10歳代の月経困難症、妊娠高血圧腎症、男性の不妊症、慢性関節リウマチの痛み、貧血、高齢者の身体能力及び体力の向上、加齢による黄斑変性症

《予防効果のある病気》

認知症、パーキンソン病、アルツハイマー病（認知症）がやや重くなった患者の記憶力低下の進行を食い止める、日焼け、膀胱がん、骨粗しょう症、白内障、乳がん

不老長寿の美酒ネクタルに由来

ネクタリンはバラ科モモ属の木になる果実ですから、ももの仲間になります。ギリシャ神話に出てくる、神々の飲む不老長寿の赤色の酒はネクタルと呼ばれるそうですが、それを連想させるほど美味しいのでネクタリンと名づけられたとされています。ももには産毛が付いているので毛桃とも呼ばれますが、ネ

ネクタリン（100g）に含まれる主な成分ランキング

順位	栄養成分	一日摂取目安量	含まれる量	充足率
1位	**ビタミンE**	**6.5mg**	**1.4mg**	**22%**
2位	銅	0.7mg	0.08mg	11%
2位	カリウム	2000mg	210mg	11%
4位	ビタミンC	100mg	10mg	10%
4位	食物繊維	17g	1.7g	10%

※βカロテンも豊富です。

クタリンは表面に産毛はなく、つるつるしていますから油《ゆ》桃《とう》とも呼ばれます。外観はすももに似ていますが、香りも味も、ももに似ています。ただし、ももよりも果肉に締りがあり、甘酸っぱい味が特徴です。

【入手シーズン（旬）】

8月から9月

【選び方】

未熟な場合は完熟するまで常温で放置します。果実全体が赤になると食べ頃です。食べる1～2時間前に冷蔵庫に入れると、少し冷たくて美味しいものです。

【食べ方】

よく洗ってから、縫合線と呼ばれる溝に沿ってナイフで切り、一周させてから両手でひねると実が種から外れます。皮ごと食べられます。

ブルーベリー

北米原産の美しき青き果実

BLUEBERRY

30粒で1日に必要なビタミンEの8%が摂れます
（1粒の平均重量1g）

効能

《活性酸素を消去》

《効き目のある病気》

月経前症候群（PMS）、10歳代の月経困難症、妊娠高血圧腎症、男性の不妊症、高コレステロール血症、便秘、貧血、妊娠中のつわり、心臓病、高齢者の身体能力及び体力の向上、加齢による黄斑変性症

《予防効果のある病気》

パーキンソン病、アルツハイマー病（認知症）がやや重くなった患者の記憶力低下の進行を食い止める、日焼け、慢性関節リウマチの痛み

日本では80年代から本格栽培

名前はその色に由来しています。北米が原産地です。アメリカの先住民が、ヨーロッパからの移住者にブルーベリーを分けたと伝えられています。日本に導入されたのは昭和26年（１９５１年）で、全国的に本格的に栽培されるようになったのは１９８０年代です。

北米に自生していたブルーベリーは、アメ

ブルーベリー〔100g〕に含まれる主な成分ランキング

順位	栄養成分	一日摂取目安量	含まれる量	充足率
1位	**ビタミンE**	**6.5mg**	**1.7mg**	**26%**
2位	食物繊維	17g	3.3g	19%
3位	ビタミンC	100mg	9mg	9%
4位	葉酸	240μg	12μg	5%
4位	ビタミンB6	1.1mg	0.05mg	5%

※フィトケミカルのアントシアニン（P137）、βカロテンも豊富です。

リカ先住民の大切な果物でした。本格的な栽培・品種改良が始まったのは20世紀に入ってからです。代表的な品種であり、寒冷地に向く「ハイブッシュ系」は関東以北で、温暖な気候に向く「ラビットアイ系」は関東以南で栽培されています。

【入手シーズン（旬）】

6月から8月

【選び方】

皮の色が濃く、鮮やかな青紫色をしているもの。果皮はしっかりと張りがあり、比較的大粒のものが良品です。なお果皮の表面に付いている白い粉はブルーム（果粉）と呼ばれるもので、これが付いているものは新鮮です。ブルームは鮮度を保つ働きがありますから、食べる直前まで洗い落としてはいけません。ブルームごと食べても問題ありません。

【食べ方】

ブルーベリーは追熟しないので、冷蔵庫に入れて保存し、なるべく早く食べます。

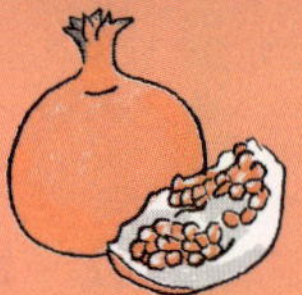

ざくろ

旧約聖書にも登場する健康美容食

石榴、柘榴
POMEGRANATE

1個で1日に必要なカリウムの18%が摂れます
(1個の平均重量300g)

効能

《活性酸素を消去》

《効き目のある病気》

風邪、高血圧、激しい運動後の気管支感染症、胃潰瘍、胆のうの病気、貧血、高齢者の身体能力及び体力の向上、加齢による黄斑変性症、体内の鉛を除去するデトックス作用

《予防効果のある病気》

脳卒中、腎臓病、高血圧、骨・軟骨の減りを抑える、口腔がん、乳がん、胆のうの病気、動脈硬化、骨粗しょう症

人類の文明とともにあり古文書にも登場

5000年以上前から栽培されている健康美容食です。原産地のイランからシルクロードを通り、日本へは平安時代に渡来したとされています。

人類の文明とともに生き続けてきた果実といわれ、さまざまな古文書にその記載が残されています。代表的なものは旧約聖書です。ま

ざくろ〔100g〕に含まれる主な成分ランキング

順位	栄養成分	一日摂取目安量	含まれる量	充足率
1位	**カリウム**	**2000mg**	**250mg**	**13%**
2位	ビタミンC	100mg	10mg	10%
3位	銅	0.7mg	0.06mg	9%
4位	パントテン酸	5mg	0.32mg	6%
5位	ビタミンB6	1.1mg	0.04mg	4%

ず、アダムとイヴが住み暮らしていたエデンの園にはりんごのほかにぶどう、ざくろ、ナツメヤシ、いちじくが栽培されていたとあります。また、出エジプト記には、大祭司が聖所に入って主の前に出るときにまとう祭服には、ざくろと金の鈴が交互に並べられていたそうです。ざくろは災いを避ける果実でした。

【入手シーズン（旬）】

10月から12月にアメリカ・カリフォルニア産が出回ります。

【選び方】

果皮が赤く、持ったときに重量感があり、果皮に傷がないものが良いざくろです。

【食べ方】

とがった部分を切り取り、切り口に十字の切れ目を入ります。切れ目に沿って手で四分割すると実が見えるので指で取り出します。

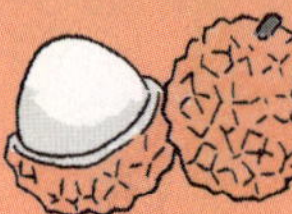

ライチ

楊貴妃が愛した中国産の果物

荔枝
LITCHI

5粒で
1日に必要な
葉酸の
32%が
摂れます
(1粒の平均重量22g)

効能

《活性酸素を消去》

《効き目のある病気》

風邪、高血圧、激しい運動後の気管支感染症、胃潰瘍、胆のうの病気、貧血、腎臓病、心臓病、うつ、高齢者の身体能力及び体力の向上、加齢による黄斑変性症、体内の鉛を除去するデトックス作用

《予防効果のある病気》

結腸がん、膵臓がん、乳がん、黄斑変性症、骨・軟骨の減りを抑える、口腔がん、胆のうの病気、動脈硬化、骨粗しょう症

レイシとも呼ばれる中国南部原産品

レイシとも呼ばれます。原産地は中国南部で紀元前から栽培されていたようです。江戸時代の終わりに鹿児島に伝来しています。

〇〇に効くと俗にいわれているものが、実際にはそれほどでないことが少なくありません。ところで、中医学の世界ではライチは「血を補い、体を温める性質がある」といわれて

ライチ(100g)に含まれる主な成分ランキング

順位	栄養成分	一日摂取目安量	含まれる量	充足率
1位	葉酸	240μg	100μg	42%
2位	ビタミンC	100mg	36mg	36%
3位	銅	0.7mg	0.14mg	20%
4位	カリウム	2000mg	170mg	9%
5位	ナイアシン	12mg	1mg	8%

います。幸いなことに、ナチュラルメディシンはライチが貧血と風邪に有効であると認定しています。

中国の古書に「ライチは枝から穫ると1日で色が変わり、2日で香りが変わり、3日で味が変わり、4日で色も香りも消えてなくなる」と記されているそうです。楊貴妃はそのライチを南方の産地から都長安までの1500㎞ほどの距離を早馬を使って3日間で運ばせたといいます。

【入手シーズン(旬)】

冷凍物を輸入しています。

【選び方】

果皮がしっかりしていて、手で触ったときにうろこ状の表皮のとげが鋭く、黒ずんでいないものが良品です。

【食べ方】

硬い皮の赤道のあたりにナイフで切り込みを入れて一周させ、皮を外します。

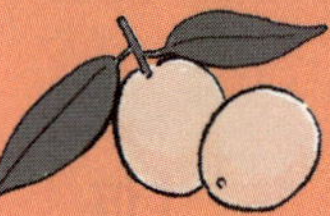

きんかん

皮が美味しいバランス栄養果実

KUMQUAT
(CUMQUAT)

5個で
1日に必要な
ビタミンCの
25%が
摂れます
(1個の平均重量11g)

効能

《活性酸素を消去》

《効き目のある病気》

風邪、高血圧、激しい運動後の気管支感染症、胃潰瘍、月経前症候群（PMS）、10歳代の月経困難症、男性の不妊症、便秘、高齢者の身体能力及び体力の向上、加齢による黄斑変性症、体内の鉛を除去するデトックス作用

《予防効果のある病気》

骨・軟骨の減りを抑える、口腔がん、乳がん、胆のうの病気、動脈硬化、認知症、パーキンソン病、日焼け、慢性関節リウマチの痛み、下痢、便秘

たくさんの栄養素をバランスよく摂れる

「風邪がはやるときんかんが売れる」と昔からいわれています。ビタミンCが豊富で、他にも含まれている栄養素がバランスよくたくさん入っているからです。ビタミンCはビタミンEと協力して、糖尿病、がんなどの生活習慣病を引き起こし、シミ、シワの原因になり老化を早める活性酸素を強力に撃退しま

きんかん(100g)に含まれる主な成分ランキング

順位	栄養成分	一日摂取目安量	含まれる量	充足率
1位	ビタミンC	100mg	49mg	49%
2位	ビタミンE	6.5mg	2.6mg	40%
3位	食物繊維	17g	4.6g	27%
4位	カルシウム	650mg	80mg	12%

※βカロテンも豊富です。

す。

小型のみかんではなく、ミカン科キンカン属と呼ばれる独立した分類の果物です。全国生産総量の70%を宮崎県産が占めます。

「たまたま」は宮崎県内の温室栽培で、糖度16度以上、サイズL以上の大きさのものにつけられたブランド名です。東国原元県知事が宣伝し有名になりました。

【入手シーズン(旬)】

11月から3月

【選び方】

少し紅色を帯びた濃い黄色で、粒が大きく、表面に張りがあって重みを感じるものを選びます。また、ヘタの部分を見て、新鮮かどうか確かめてください。保存は常温で1週間、冷蔵庫ならば2週間前後は保存できます。

【食べ方】

生のまま皮ごとかじって食べます。

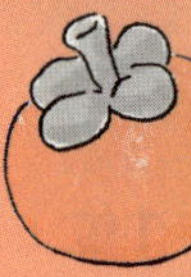

ビクトリア女王が愛した果物の女王

マンゴスチン

MANGOSTEEN

2個で
1日に必要な
マンガンの
4%が
摂れます
(1個の平均重量70g)

ほどよい甘みと酸味があり ジューシーな味わい

トロピカルフルーツで、マンゴーやチェリモヤとともに世界三大美果として有名です。ほどよい甘みと酸味、そしてジューシーな味わいが特徴。原産地はマレー半島を中心に東南アジアで古くから栽培されていました。

19世紀、大英帝国のビクトリア女王（在位1837～1901年）は「我が領土にマン

効能

《効き目のある病気》

骨粗しょう症、インスリンの生成、血糖値を下げる、性機能・妊娠機能低下防止、貧血、血管を強くする、骨の形成、白内障、疲労の蓄積を防ぎ、神経の機能を維持するとともに精神を安定させる

《予防効果のある病気》

骨粗しょう症、糖尿病患者における腎臓病

マンゴスチン（100g）に含まれる主な成分ランキング

順位	栄養成分	一日摂取目安量	含まれる量	充足率
1位	**マンガン**	**3.5mg**	**0.35mg**	**10%**
1位	銅	0.7mg	0.07mg	10%
1位	ビタミンB1	1.1mg	0.11mg	10%
4位	ビタミンE	6.5mg	0.6mg	9%
5位	葉酸	240μg	20μg	8%
5位	食物繊維	17g	1.4g	8%

ゴスチンがあるのに、これを（食べたいときに）味わえないのは遺憾の極みである」と嘆いたと伝えられています。

日本では植物検疫法の関係で、冷凍果の輸入だけが許可されていましたが、２００３年からは生果の輸入も解禁されました。

【入手シーズン（旬）】

輸入品で6月から7月と、12月に店頭に並びます。

【選び方】

果皮に水分があり、ほどよい弾力があるものがよいとされています。果皮がカラカラに乾いているものは収穫されて時間が経ったものです。サイズは大きいほうが果肉が多く詰まっています。

【食べ方】

乾燥を避けるため少し湿らせた新聞紙などで包んで冷蔵庫で保存します。日もちしないので、買ってから3～5日以内に食べます。

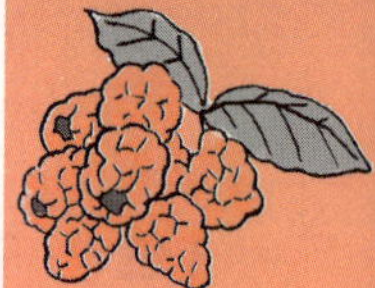

ラズベリー

フランボワーズとも呼ばれる小さな果実

RASPBERRY

10粒で
1日に必要な
食物繊維の
8%が
摂れます
(1粒の平均重量3g)

効能

《活性酸素を消去》

《効き目のある病気》

風邪、高血圧、激しい運動後の気管支感染症、胃潰瘍、胆のうの病気、骨粗しょう症、インスリンの生成、血糖値を下げる、高コレステロール血症、便秘、高齢者の身体能力及び体力の向上、加齢による黄斑変性症、体内の鉛を除去するデトックス作用

《予防効果のある病気》

骨・軟骨の減りを抑える、口腔がん、乳がん、胆のうの病気、動脈硬化、性機能・妊娠機能低下

古代ローマ時代からある木いちごの一種

ラズベリーとブラックベリーは「バラ科キイチゴ属」で木いちごの一種です。いちごは「バラ科オランダイチゴ属」、ブルーベリーは「ツツジ科スノキ属」とベリーと付いていても分類が異なります。ラズベリーはヨーロッパや北アメリカが原産地で、古代ローマ時代にはすでに栽培されていました。

ラズベリー〔100g〕に含まれる主な成分ランキング

順位	栄養成分	一日摂取目安量	含まれる量	充足率
1位	**食物繊維**	**17g**	**4.7g**	**28%**
2位	ビタミンC	100mg	22mg	22%
3位	銅	0.7mg	0.12mg	17%
4位	葉酸	240μg	38μg	16%
5位	マンガン	3.5mg	0.5mg	14%

ラズベリー（フランボワーズ）は鮮やかな赤色でいちごに似ています。表面は小さな半球が所狭しと並んでいるように見えますが、実はこれは小さな球がたくさん集まったものなのです。球形の実の集合体である果実には、その一つ一つに種子が入っています。種は小さなゴマくらいの大きさです。種ごと食べられますが、種は固いので口当たりがあまりよくありません。

【入手シーズン（旬）】

6月から10月

【選び方】

色が濃くて張りのあるもの、同じ大きさなら重みのあるほうが良品です。

【食べ方】

残ったら日もちはしないので、冷蔵庫で保存しすぐに食べてください。食べきれない分は冷凍するか、ソースにすると美味しいです。

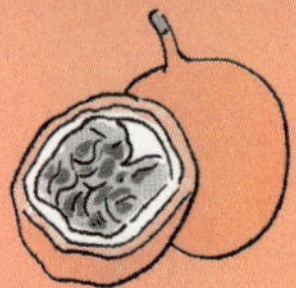

名前は情熱に由来するものではありません（笑）

パッションフルーツ（果汁）

PASSIONFRUIT

果汁100mLで1日に必要な葉酸の36%が摂れます

効能

《活性酸素を消去》

《効き目のある病気》

腎臓病、心臓病、うつ、高コレステロール血症、骨関節炎、骨粗しょう症、糖尿病、貧血、月経前症候群（PMS）、妊娠中のつわり

《予防効果のある病気》

白内障、乳がん、結腸がん、膵臓がん、黄斑変性症、アルツハイマー病（認知症）、白内障、腎臓結石

のど越しを味わうゼリー状の果肉

南米を中心に分布しています。熟したパッションフルーツの果実は、球あるいは卵形で、表皮は黄・赤・紫色。果物の中には黄色いゼリー状の果肉と果汁、そして小さくて固い種がたくさんあります。

原産地の南米ブラジルでは、古くから自生していました。17世紀の初め、スペイン人宣

パッションフルーツ(果汁)〔100mL〕に含まれる主な成分ランキング

順位	栄養成分	一日摂取目安量	含まれる量	充足率
1位	**葉酸**	**240μg**	**86μg**	**36%**
2位	ビタミンB6	1.1mg	0.18mg	16%
2位	ビタミンC	100mg	16mg	16%
2位	ナイアシン	12mg	1.9mg	16%
5位	カリウム	2000mg	280mg	14%

※βカロテンも豊富です。

教師が布教のために南米に入り、偶然見つけた花の形に驚きます。花はあたかも十字架にかけられたイエスキリストの姿に似ていたのでした。宣教師はその花を「パッションフラワー」と名付けます。パッションとは「キリストの受難」です。後に日本にこの花が入ってきたときには、花があたかも時計に見えたことから、「果物時計草」と名づけました。

【入手シーズン(旬)】

沖縄産と輸入もので、一年中食べられます。

【選び方】

収穫したものはまず完熟しています。

【食べ方】

半分に切り、中身をそのままスプーンですくって種ごと食べることが多く、種は噛まずにのど越しを楽しみます。なお、本書では果汁を取り上げています。

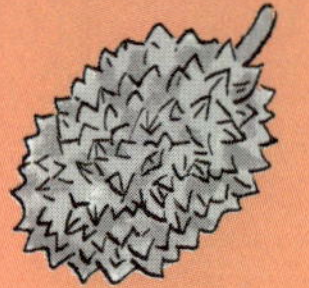

ドリアン

強烈な匂いがするトロピカルフルーツの魔王

DURIAN

1/12個で
1日に必要な
パントテン酸の
623%が
摂れます
(1個の平均重量2000g)

効能

《活性酸素を消去》

《効き目のある病気》

ストレスを緩和、髪のダメージの改善、腎臓病、心臓病、うつ、高血圧、高齢者の身体能力及び体力の向上、加齢による黄斑変性症、月経前症候群（PMS)、10歳代の月経困難症、妊娠高血圧腎症、男性の不妊症、慢性関節リウマチの痛み

《予防効果のある病気》

抜毛の予防、結腸がん、膵臓がん、乳がん、黄斑変性症、認知症、脳卒中、パーキンソン病、アルツハイマー病（認知症）がやや重くなった患者の記憶力低下の進行を食い止める、日焼け、膀胱がん

悪臭を放つ果物の魔王

腐ったような強烈な匂いと、独特な美味しさから、〝果物の魔王〟とも呼ばれます。

原産地はマレー半島、現在のインドネシアあたりです。俗に果物の魔王《サタン》と呼ばれているのは、外観にもましてその悪臭の凄さからです。ホテルや飛行機内への持ち込みが禁止されています。ドリアンはアルコールとの食べ

ドリアン〔100g〕に含まれる主な成分ランキング

順位	栄養成分	一日摂取目安量	含まれる量	充足率
1位	**パントテン酸**	**5mg**	**22mg**	**440%**
2位	葉酸	240μg	150μg	63%
3位	ビタミンE	6.5mg	2.3mg	35%
4位	ビタミンC	100mg	31mg	31%
5位	ビタミンB1	1.1mg	0.33mg	30%
6位	カリウム	2000mg	510mg	26%

合わせが悪いといわれています。危険といわれているので試さないようにしてください。

チャネー…果肉はやわらかくて甘く、日本で流通している品種です。

モントーン…ほどよく甘く、独特な匂いが少なめであることから、ドリアンを食べ慣れていない人に向いています。

【入手シーズン（旬）】

マレーシアからの輸入で、年に二回収穫期があります。最初は4月から6月、次が11月から12月です。

【選び方】

バランスの良い形をしていて独特の匂いがしっかりあるものが良品です。

【食べ方】

表面が固い棘で覆われているので、注意して縦に割り切り、中のクリーム色の果肉を手で取り出して食べます。

ちょっとひと手間　おすすめレシピ③

アボカド～フランスパンと合う一品

アボカド一個を大きめに乱切りしたところに、塩こしょう、マヨネーズ、少々のケチャップと味噌で味付けし、ハムや茹でエビ、茹でダコなどと混ぜます。耐熱容器に入れて、とろけるチーズを上にのせて3～4分電子レンジにかけます。チーズがふつふつとしてきたらトースターに入れ、高温で焦げ目が付くまで焼きます。フランスパンともよく合って、ボリュームのある一品になります。

マンゴー～ジュースやサンドイッチに

マンゴーとバナナに、リンゴジュースかオレンジジュースを加えてミキサーにかければ、マンゴーバナナジュースが出来上がります。また、サンドイッチ用のパンの耳を落とし、うすくバターを塗って、ホイップクリームとマンゴーをはさんだフルーツサンドイッチもおすすめです。マンゴーは水分が出にくいので、冷凍できます。マンゴーの甘酸っぱさと生クリーム、食パンの塩気がよく合います。バナナを一緒にはさんでも美味しいです。

第２章

予防できる病気・症状と栄養成分

～果物から始める“美味しい処方箋”～

毎日550gの野菜や果物を食べる必要があるといわれても、急には……という人が少なくないと思います。ですが、果物が病気の予防や治療に有効なケースが、意外にたくさんあるのです。果物を食べることで、確実に予防できるがんがたくさんあるのです。それならば、好きな果物からでもいいので、ぜひ食生活の中に頑張って取り入れてみましょう！

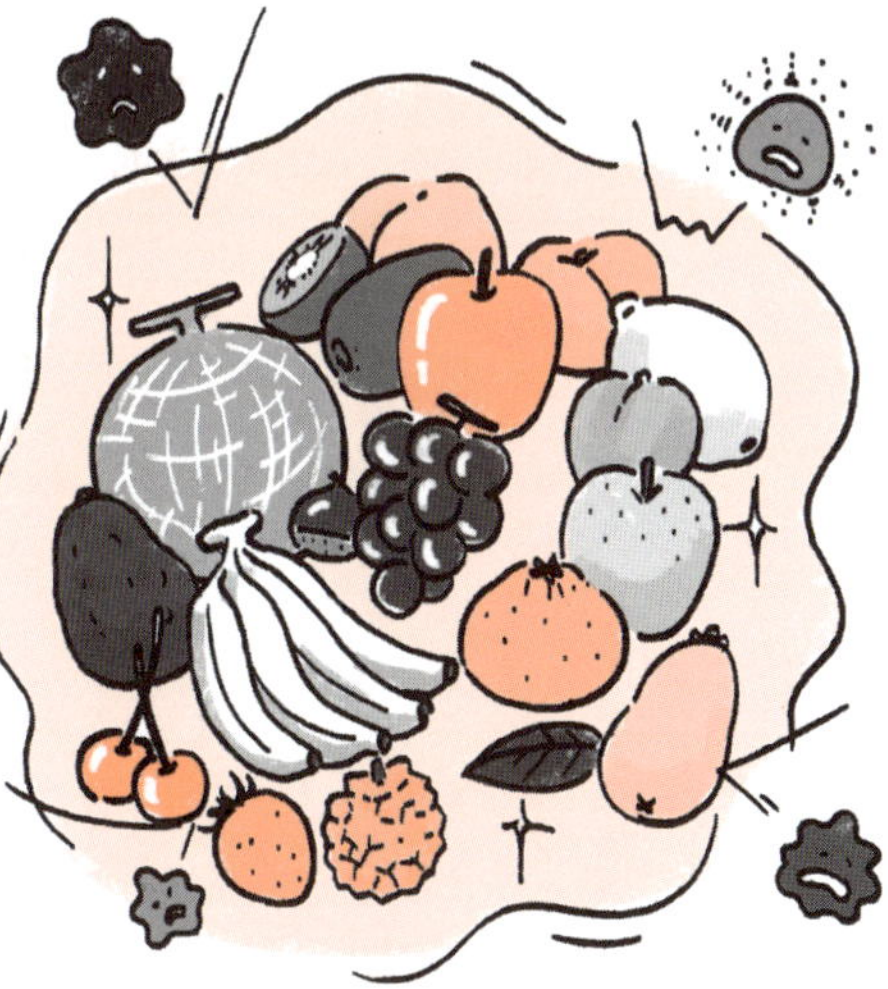

Part1

こんな病気が気になる方へ
病気・症状の改善・予防に有効な果物

◇アンチエイジング
～果物を食べて若さを保つ～

【有効成分】
ビタミンC、ビタミンE、βカロテン

【アンチエイジングに有効な果物】
キウイ（P22）、きんかん（P88）、かき（P52）、いちご（P12）、アボカド（P68）、ドリアン（P96）、うめ（P64）、パパイア（P78）、ぶんたん（P38）、レモン（果汁）（P40）

◉抗加齢には抗酸化力の栄養素を

アンチエイジング（Anti-aging）とは、抗加齢のことです。誰しも必ず年をとります。老化です。そして、老化の最大の原因は活性酸素なのです。その活性酸素に抵抗して、少しでも心身の老化にブレーキをかけようとするのが、アンチエイジングです。ポイントは活性酸素を消去することに尽きます。ビタミンC、ビタミンE、βカロテンには活性酸素を消去する抗酸化力があり、アンチエイジングの基本となる有効成分です。

【健康フルーツメニュー】

キウイといちごのヨーグルトサラダ

〔約220kcal〕

キウイ100g（可食部）、いちご100gと、ヨーグルト100gにカロリーハーフマヨネーズ大さじ1、砂糖5gをまぜたものをあえる。

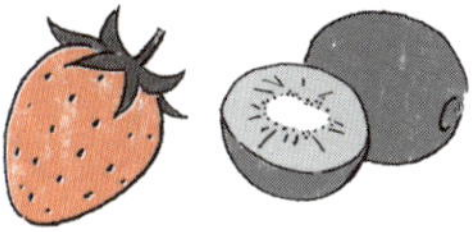

◇黄斑変性症

～視界が歪み、ぼやける症状～

【有効成分】

亜鉛、ビタミンB6、ビタミンC、ビタミンE、βカロテン

【黄斑変性症に有効な果物】

キウイ（P22）、アボカド（P68）、きんかん（P88）、ドリアン（P96）、かき（P52）、いちご（P12）、うめ（P64）、レモン（果汁）（P40）、パパイア（P78）、ぶんたん（P38）

⦿ビタミンC、ビタミンE、βカロテンが効果あり

網膜の中心部で一番視力が出る部分が黄斑です。黄斑変性症とは、この黄斑が病的に傷んでしまうことです。

亜鉛、ビタミンB6、そして活性酸素を消去するビタミンC、ビタミンE、βカロテンは加齢による黄斑変性症を予防し改善させます。

【健康フルーツメニュー】

きんかんの甘露煮
〔約220kcal〕

きんかん100g（可食部）のへタをとり、縦に切れ目を入れ、種を取り出したきんかんを一度下茹でしたあと、ひたひたの水にきんかんの重量の4割程度の砂糖40gを入れて軟らかくなるまで煮る。

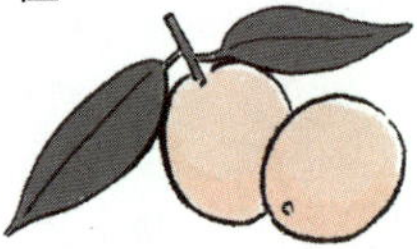

◇がん
~日本人の死因第一位~

【有効成分】

カルシウム、ビタミンC、ビタミンE、βカロテン

【がんに有効な果物】

きんかん（P88）、キウイ（P22）、かき（P52）、いちご（P12）、アボカド（P68）、ドリアン（P96）、うめ（P64）、パパイア（P78）、ぶんたん（P38）、レモン（果汁）（P40）

◉国際的に証明された果物のがん予防

カルシウムは結腸がん・直腸がんを、βカロテン（ビタミンA）は乳がんを、葉酸は結腸がん・膵臓がん・乳がんを、ビタミンCは口腔がん・乳がんを予防します。ビタミンC、ビタミンE、βカロテンはがんを引き起こす活性酸素を消去します。

1997年、世界がん研究基金と米国がん研究機関は、栄養とがんに関する報告書「食物・栄養とがんの予防…国際的視点から」を公表しました。

その報告によると、果物の摂取は、肺がん、胃がん、食道がん、咽頭がんを間違いなく予防し、膵臓がん、乳房がん、膀胱がん、喉頭がんもほぼ確実に予防するとされました。また、がん予防のための目標も提示されました。すなわち、野菜と果物を総エネルギーの7％以上摂取するため、四季を通じて、一日当たり400〜800gの野菜や果物を食べる必要があることがわかりました。

【健康フルーツメニュー】

かきとアボカドの白和え

〔約320kcal〕

アボカド50g（可食部）と豆腐70gをつぶしてペースト状にしたものに、練りごま小さじ2、市販の濃縮めんつゆ大さじ2を加え味

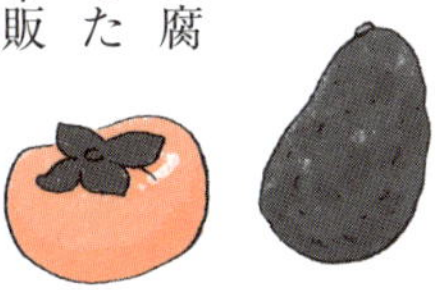

を調える。そこに切ったかき150gを入れあえる。

月経前症候群（PMS）

～生理前の精神的・身体的な不調～

【有効成分】
カルシウム、マグネシウム、ビタミンE、ビタミンB6

【月経前症候群に有効な果物】
アボカド（P68）、ドリアン（P96）、きんかん（P88）、うめ（P64）、バナナ（P30）

◉生理前の女性の強い味方

月経前症候群とは、月経開始の5日ほど前になるといつも「イライラ」「憂鬱」「身体がむくむ」など、多彩な症状に悩まされることです。

カルシウム、マグネシウム、ビタミンE、ビタミンB6は月経前症候群を改善します。

【健康フルーツメニュー】

アボカドとバナナのチョコレートムース
〔約250kcal〕

熟したアボカド50g（可食部）とバナナ50gをフードプロセッ

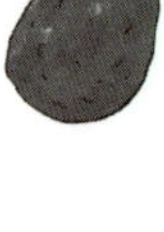

サーでなめらかにし、湯煎したチョコレート20gを加えまぜあわせる。

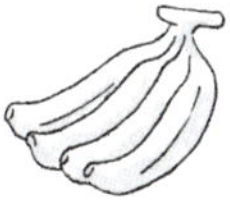

◇高血圧・動脈硬化・脳卒中

～日本人の死因第三位～

【有効成分】

カリウム、カルシウム、マグネシウム、ビタミンC、ビタミンE、βカロテン

【高血圧・動脈硬化・脳卒中に有効な果物】

アボカド（P68）、きんかん（P88）、キウイ（P22）、ドリアン（P96）、うめ（P64）、かき（P52）、いちご（P12）、パパイア（P78）、ぶんたん（P38）、レモン（果汁）（P40）

◎活性酸素を撃退する抗酸化力

高血圧を予防してくれる果物は、カリウム、マグネシウムを含み、活性酸素を撃退する抗酸化力があるものです。カリウムは体の中からナトリウム（塩分）を排泄して、腎臓病や高血圧を予防します。ナトリウムの摂り過ぎは高血圧を招きます。ですから食事の塩分を控えめにすることが理想ですが、私たちの日々の食事を、病人食のように薄味にすることは現実には困難です。そこで、今後は、ナトリウムの排泄を促して血圧を下げる作用が

あるカリウムを、高血圧の予防のために積極的に摂ろうという考え方が主流となります。

　マグネシウムが不足すると血圧が上昇しますから、マグネシウムの補給は大切です。

　活性酸素は高血圧を引き起こします。ビタミンC、ビタミンE、βカロテン、フィトケミカルで活性酸素を撃退します。


【健康フルーツメニュー】

パパイアのレモン果汁がけ
〔約60kcal〕

　パパイア150g（可食部）を半分にカットしたものに、レモンの果汁をたっぷりかけていただく。

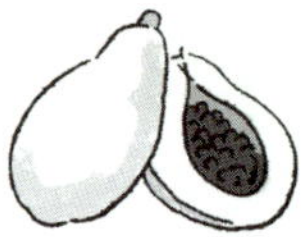

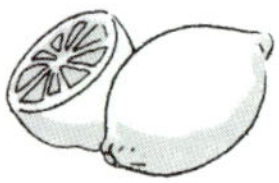

◇高齢者の身体能力及び体力の向上
〜年齢よりも少しでも若くいられるように〜

【有効成分】

ビタミンC、ビタミンE、βカロテン

【高齢者の身体能力及び体力の向上に有効な果物】

キウイ（P22）、きんかん（P88）、かき（P52）、いちご（P12）、アボカド（P68）、ドリアン（P96）、うめ（P64）、パパイア（P78）、ぶんたん（P38）、レモン（果汁）（P40）

◉何歳になってもアンチエイジングを心がけることが大切

加齢とともに身体能力が低下するのは自然の摂理です。ですが、それを少しでも遅らせ、できれば体力を今よりも向上させたいものです。

ビタミンC、ビタミンE、βカロテンは、高齢者の身体能力及び体力を向上させます。

【健康フルーツメニュー】

干しがきとクロテッドクリーム

〔230kcal〕

干しがき50g（可食部）を食べやすい大きさに切り、そこにクロテッドクリームをかける。

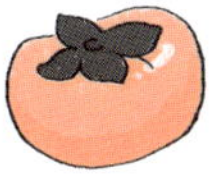

◇骨粗しょう症
～加齢とともに骨がスカスカになります～

【有効成分】

カルシウム、マグネシウム、亜鉛、銅、マンガン

【骨粗しょう症に有効な果物】

くり（ゆで）（P66）、アボカド（P68）、ドリアン（P96）、パイナップル（P62）、ラズ

ベリー（P92）、バナナ（P30）

◎カルシウムの摂取を助ける果物

骨粗しょう症とは、骨のカルシウムが減って密度が粗くなる、つまり骨がヘチマのようにすき間だらけになってしまう病気です。

骨粗しょう症を予防するには、第一にカルシウムを多く含む食品を積極的に摂ることです。ところで、果物にはカルシウムはあまり含まれていません。ですが、カルシウムを吸収するときに必要なビタミンD、骨の形成を助ける銅、マンガン、マグネシウム、リンが含まれています。

【健康フルーツメニュー】

バナナシェイク 〔約160kcal〕

バナナ50g（可食部）、ヨーグルト50mL、牛乳100mL、スキムミルク一本（16g）をミキサーでなめらかになるまでまぜる。

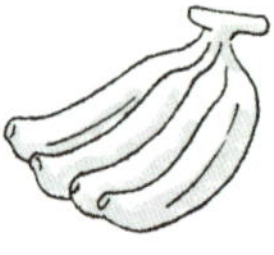

◇脂質異常症（高脂血症）

～血液中の脂質が多すぎる状態～

【有効成分】

マグネシウム、食物繊維、ビタミンB2、ビ

タミンC、ビタミンE、βカロテン

【脂質異常症に有効な果物】

きんかん（P88）、アボカド（P68）、キウイ（P22）、ドリアン（P96）、かき（P52）、いちご（P12）、パパイア（P78）、うめ（P64）、くり（ゆで）（P66）、ラズベリー（P92）

◉抗酸化物質が脂質異常症を予防

脂質異常症（高脂血症）とは、血液の中に中性脂肪（別名トリグリセリド）、コレステロール、リン脂質、脂肪酸などが多すぎる状態です。

活性酸素は脂質異常症を引き起こしますから、ビタミンC、ビタミンE、βカロテンなどの抗酸化物質は結果的に脂質異常症を予防します。そしてビタミンB2はこのできてしまった過酸化脂質を分解する作用があります。またペクチンを含む食物繊維はコレステロールの吸収を抑制し脂質異常症を防ぎます。

【健康フルーツメニュー】

アボカドとささみのサラダ

〔約260kcal〕

表面をさっと茹でたささみ60g、アボカド25g（可食部）、みず菜10g、しそ2g、みょうが7

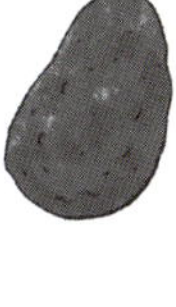

g、三つ葉10g、モロヘイヤ10gなどの葉物野菜を、オリーブオイル大さじ1、ポン酢大さじ2であえる。

◆シミ・シワ

～果物を食べてスキンケア～

【有効成分】

ビタミンC、ビタミンE、βカロテン

【シミ、シワ予防に有効な果物】

キウイ（P22）、きんかん（P88）、かき（P52）、いちご（P12）、アボカド（P68）、ドリアン（P96）、うめ（P64）、パパイア（P78）、ぶんたん（P38）、レモン（果汁）（P40）

◉シワの原因になる活性酸素を消去

活性酸素の害で、皮膚の中にできた異常な脂質に紫外線を吸収したメラニン色素がくっつくと、シミになります。また、皮膚の弾力性が失われた状態がシワです。

ビタミンC、ビタミンE、βカロテンはシミ、シワの原因になる活性酸素を消去します。

【健康フルーツメニュー】

パパイアとキウイの生ハム巻き

〔約50kcal〕

細長く切ったパパイア20g（可食部）とキウイ20gを生ハム一枚10gで巻く。

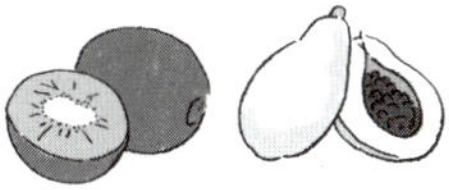

◇心臓病・心筋梗塞

～日本人の死亡原因第二位～

【有効成分】

ビタミンB6、葉酸、ビタミンC、ビタミンE、βカロテン

【心臓病・心筋梗塞に有効な果物】

ドリアン（P96）、アボカド（P68）、キウイ（P22）、いちご（P12）、きんかん（P88）、マンゴー（P76）、ライチ（P86）、かき（P52）、くり（ゆで）（P66）、パパイア（P78）

◉心臓の大敵は活性酸素

心臓そのものにも酸素と栄養を運ぶ血管が必要です。その血管がつまった状態が心筋梗塞です。

ニコチン酸、ビタミンB6、葉酸は心臓病を治療します。また、ビタミンC、ビタミンE、βカロテンは狭心症・心筋梗塞などの生活習慣病を引き起こす活性酸素を消去します。

【健康フルーツメニュー】

いちごとプチトマトのサラダ
〔約110kcal〕

半分にカットしたいちご100g（可食部）とプチトマト50gに軽く塩をしてまぜあわせる。食べる前にエキストラヴァージンオリーブオイル大さじ2分の1をかける。

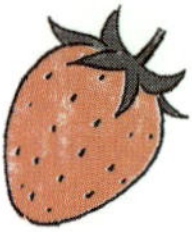

◆糖尿病・肥満
～GI値の低い果物が糖尿病を予防～

【有効成分】

マグネシウムは糖尿病を、ビタミンB1は糖尿病患者における腎臓病を予防します。ビタミンC、ビタミンE、βカロテンは、糖尿病を引き起こす活性酸素を消去します。また、GI値（グリセミック・インデックス：消化した食品による血糖値の上昇率を表す値）の低い果物は糖尿病を予防し、かつ改善させます。カロリーが100kcal／100g以下でGI値35以下の果物を良質のものとしました。

【糖尿病・肥満に有効な果物】

グレープフルーツ（P50）、パパイア（P78）、あんず（P24）、いちご（P12）、オレンジ（P58）、いよかん（P36）、ぶんたん（P38）、みかん（温州みかん）（P34）、なし（P46）、すもも（P72）、プルーン（P74）、ブルーベリー（P82）、ラズベリー（P92）

◉低GI食品は糖質の吸収が穏やかで太りにくい

活性酸素は糖尿病を引き起こしますから、抗酸化物質を多く含む果物は糖尿病の予防に最適です。

果実には、食物繊維のペクチンがたくさん含まれています。ペクチンには水に溶けやすい水溶性タイプと水に溶けにくい不溶性タイプがあります。水溶性ペクチンは血糖値の急な上昇を防ぎ糖尿病を防ぎます。

GI値が低いほど血糖値の急な上昇を防ぎ、糖尿病の予防・改善に有用です。低GI食品は糖質の吸収が穏やかで太り難いのです。

【健康フルーツメニュー】

グレープフルーツとキウイのバルサミコ酢あえ

〔約240kcal〕

皮をはずしたグレープフルーツ100g（可食部）、キウイ100g、薄切りしたかぶ100gをオリーブオイル大さじ1とバルサミ

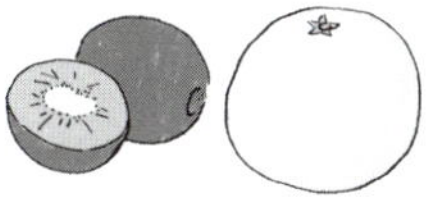

コ酢大さじ1、塩こしょうで味を調える。

白内障
～水晶体が濁って物がかすむ視覚不良～

【有効成分】
ビタミンB1・B2、ナイアシン、ビタミンC、ビタミンE、βカロテン

【白内障に有効な果物】
ドリアン（P96）、きんかん（P88）、アボカド（P68）、キウイ（P22）、かき（P52）、いちご（P12）、うめ（P64）、パパイア（P78）

Column① 高血糖（値）はなぜ困る？

血糖値が下がると私たちは意識がなくなり、死に至ることすらあります。しかし、高血糖では、血糖値が2倍になっても元気は2倍にはなりません。平たく表現すると、高血糖では血液はドロドロになり、全身的に酵素の活性は下がり、細胞・神経細胞の元気がなくなります。

血液がドロドロになるとは、極端な表現ですが、糖尿病とは血液のシロップ漬け、全身の砂糖漬けにほかなりません。もう少し穏やかに表現しても、糖尿病とは血液が「ドロドロ」の状態なのです。

◉加齢とともにすべての人に現れる症状

加齢とともに水晶体のたんぱく質は変性し、それに伴い次第に白く濁ってきます。これを白内障といいます。

ビタミンB2とナイアシン（ニコチン酸）、そして活性酸素を消去するビタミンC、ビタミンE、βカロテンは白内障を予防します。ビタミンB1は白内障を改善させます。

【健康フルーツメニュー】

アボカドディップ
〔約270kcal〕

つぶしたアボカド100g（可食部）に、レモン汁5mL、塩、こしょう、醤油ドレッシング大さじ2、にんにくのすりおろし5gを加え味を調える。

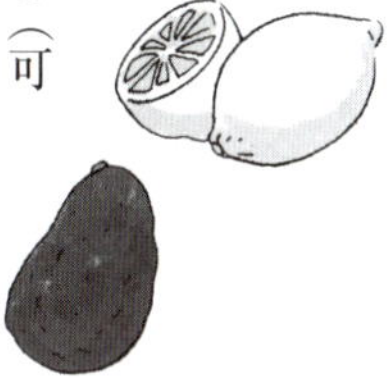

便秘
～女性に多いお通じの悩み～

【有効成分】

食物繊維

【便秘に有効な果物】

くり（ゆで）（P66）、アボカド（P68）、きんかん（P88）、ラズベリー（P92）、ブルー

ベリー（P82）

◎食物繊維が便秘を解消

便秘とは十分な便の排泄が行われず、長期間体内に滞留している状態をいいます。

ペクチンを含む食物繊維は便秘を解消します。

【健康フルーツメニュー】

くりの渋皮煮
〔約350kcal〕

鬼皮をむいたくり100g（可食部）を水と重曹で湯でこぼす。

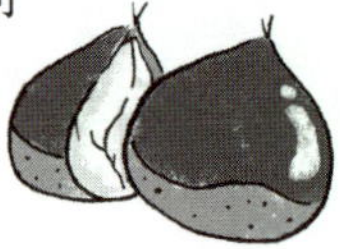

筋をとって、くりの半量の砂糖50gとくりと同量の水で一時間ほどかけて煮る。

改善・予防に有効なその他の病気・症状

《脳神経・精神疾患》

うつの改善→葉酸（P132）：ドリアン、ライチ、いちご、パッションフルーツ（果汁）、アボカド、マンゴー

拒食症患者の症状緩和→亜鉛（P125）：アボカド

頭痛→マグネシウム（P122）：くり（ゆで）、

アボカド、バナナ

片頭痛→ビタミンB2（P130）：アボカド、ドリアン

注意欠陥多動性障害（ADHD）の治療→亜鉛（P125）：アボカド

味覚減退→亜鉛（P125）：アボカド

《呼吸器疾患》

運動で誘発される気管支炎→ビタミンC（P133）：かき、キウイ、いちご、パパイア、レモン（果汁）

運動で誘発される喘息・気管支炎→βカロテン（P127）：あんず、パッションフルーツ（果汁）、みかん（温州みかん）、すいか、びわ

風邪の治療→ビタミンC（P133）：かき、キウイ、いちご、パパイア、レモン（果汁）

喘息発作→マグネシウム（P122）：くり（ゆで）、アボカド、バナナ

《消化器疾患》

胃潰瘍→亜鉛、ビタミンC（P133）：かき、キウイ、いちご、パパイア、レモン（果汁）

歯石→亜鉛（P125）：アボカド

胆のうの病気→ビタミンC（P133）：かき、キウイ、いちご、パパイア、レモン（果汁）

《腎疾患》

腎臓結石→リン（P123）、ビタミンB6（P131）：

バナナ、アボカド、くり（ゆで）、ドリアン、パッションフルーツ（果汁）

腎臓病→葉酸（P132）：ドリアン、ライチ、いちご、パッションフルーツ（果汁）、アボカド、マンゴー

《全身性》

がんによって引き起こされる痛み→マグネシウム（P122）：くり（ゆで）、アボカド、バナナ

高カルシウム血症→リン（P123）：くり（ゆで）、アボカド

骨関節炎→ナイアシン（ニコチン酸）（P131）：アボカド、パッションフルーツ（果汁）、ドリアン

体内の鉛分を除去するデトックス作用→ビタミンC（P133）：かき、キウイ、いちご、パパイア、レモン（果汁）

日焼け→ビタミンE（P128）：アボカド、うめ、きんかん、ドリアン、マンゴー

貧血→鉄（P124）、ビタミンB6（P131）：バナナ、アボカド、くり（ゆで）、ドリアン、パッションフルーツ（果汁）

慢性関節リウマチの痛み→ビタミンE（P128）：アボカド、うめ、きんかん、ドリアン、マンゴー

《その他》

10歳代の月経困難症の症状緩和↓ビタミンE（P128）：アボカド、うめ、きんかん、ドリアン、マンゴー

男性の不妊症↓ビタミンE（P128）：アボカド、うめ、きんかん、ドリアン、マンゴー

ニキビ↓亜鉛（P125）：アボカド

妊娠中のつわり↓ビタミンB6（P131）：バナナ、アボカド、くり（ゆで）、ドリアン、パッションフルーツ（果汁）

妊娠中の足の引きつり↓マグネシウム（P122）：くり（ゆで）、アボカド、バナナ

Column② 免疫力を高める果物

免疫力を高める栄養素は、βカロテン、ビタミンB6、C、Eです。βカロテンは活性酸素を撃退します。ビタミンB6は免疫グロブリンと呼ばれる免疫のひとつです。ビタミンCは、まさに免疫の本体であるリンパ球の働きを活発にさせます。私たちの体の中には、ナチュラル・キラー（NK）細胞と呼ばれる、がん細胞やウイルスを殺してくれる強い味方がいます。ビタミンCはこのNK細胞を元気にしてくれます。ビタミンEもリンパ球を増やして免疫力を高めます。

Part2

果物に含まれる栄養成分

ミネラル・ビタミンがたっぷり！

果物が健康に役立つ部分は、なんといっても栄養素、それもミネラルとビタミンです。それぞれの栄養素がどの病気に有効性があるのかを知っておきましょう。

一日の摂取目安量は30～69歳の値です。ナイアシンの女性の目安量のみ30～49歳で12mg、50～69歳で11mgとなります（本文中は12mgを採用）。

抗酸化能力を持つ抗酸化ビタミンの御三家は、ビタミンC、Eそしてβカロテンです。

カリウム

～高血圧を改善し脳卒中を予防～

一日の摂取目安量

男性2500mg
女性2000mg

カリウムは高血圧を改善し、脳卒中を予防します。

カリウムは体の中からのナトリウム（塩分）を排泄して、腎臓病や高血圧を予防します。ナトリウムの摂り過ぎは高血圧を招きます。

ですから食事の塩分を控えめにすることが理想ですが、私たちの日々の食事を、病人食のように薄味にすることは現実には困難です。そこで、今後は、ナトリウムの排泄を促して血圧を下げる作用があるカリウムを、高血圧の予防のために積極的に摂ろうという考え方が主流となります。

健康な人では、カリウムは多少摂り過ぎても不要な分は尿とともに排出されます。ですが腎臓の悪い人は、カリウムを多く含む食べ物は避けてください。

暑さで汗をたくさんかいたときには、水分のみならずカリウムも一緒に身体の外に流れ出して、カリウム不足の状態が生じ、熱中症の症状が出ます。

【カリウムを含む果物】

アボカド（P68）、ドリアン（P96）、くり（ゆで）（P66）

カルシウム

～骨粗しょう症、月経前症候群（PMS）を改善～

一日の摂取目安量

男性650mg
女性650mg

カルシウムは骨粗しょう症、月経前症候群（PMS）、高血圧を改善します。また、高血圧、脳卒中、結腸がん、直腸がんを予防します。食事療法をしているときに併用すると、体重・体脂肪を下げます。

カルシウムは骨や歯を作る大切な栄養素です。ですが、それだけではありません。カルシウムには、脳の活動を助け、精神を安定させ、心臓の動きをしっかりさせる働きもあるのです。

【カルシウムを含む果物】

きんかん（Ｐ88）。果物にはカルシウムはあまり含まれていませんが、きんかんは例外です。

マグネシウム
～頭痛、喘息発作等を予防～

一日の摂取目安量
男性370mg
女性290mg

マグネシウムは頭痛、喘息発作、月経前症候群（ＰＭＳ）、骨粗しょう症、妊娠中の足の引きつり、心臓の異常、高血圧、高コレステロール血症、がんによって引き起こされる神経痛、妊娠高血圧腎症、慢性閉塞性肺疾患の治療に有効です。糖尿病、男性の脳卒中を予防します。

筋肉の収縮はカルシウムが関与しています

が、マグネシウムは筋肉細胞の中に入るカルシウムの量を調節して、収縮した筋肉を弛緩させる作用があります。ですから、マグネシウムが不足すると、筋肉は収縮状態が続いてしまい、こむらがえりがしたりピクピクと筋肉の痙攣が起こることがあります。また、マグネシウムが不足すると、血圧が上昇します。

マグネシウムは骨を作るための大切なミネラルでもあります。

【マグネシウムを含む果物】

くり（ゆで）（P66）、アボカド（P68）、バナナ（P30）

リン酸塩

～高カルシウム血症を治療し腎臓結石を予防～

一日の摂取目安量

男性1000㎎

女性900㎎

リンは高カルシウム血症を治療し、腎臓結石を予防します。

カルシウムの次に体内に多く存在するミネラルで、骨や歯を構成する成分です。リンは食品添加物として清涼飲料水・加工食品・スナック菓子などの食品にも含まれているため、過剰摂取が問題となっています。ですが、果物にはリンはほとんど入っていませんから、果物を食べてリンが過剰になることはまずありません。

【リンを含む果物】

くり（ゆで）（P66）、アボカド（P68）。果物にはリンはあまり含まれていません。

鉄

~貧血を治療し学習能力や記憶力を改善する~

一日の摂取目安量

男性7・5㎎
女性11㎎

鉄は貧血を治療します。鉄不足の子供では学習能力や記憶力が低下します。鉄はこの状態を改善します。

鉄は赤血球のヘモグロビンの中に含まれ、酸素と結びついて全身に酸素を運びます。鉄分が不足すると、貧血、めまい、冷え性、疲労倦怠感、頭痛、思考力の低下を招きます。果物には鉄は微量しか含まれていませんが、ビタミンCによって効率よく吸収できます。

【鉄を含む果物】

アボカド（P68）、くり（ゆで）（P66）、ラズベリー（P92）。果物には鉄はあまり含まれていません。

亜鉛

~食品添加物が亜鉛不足を招く~

一日の摂取目安量

男性12㎎

女性9㎎

亜鉛は味覚減退、ニキビ、骨粗しょう症、加齢による黄斑変性症、拒食症患者の症状緩和や注意欠陥多動性障害（ＡＤＨＤ）を治療します。また、胃潰瘍、歯石を予防します。

亜鉛不足は、食品添加物が亜鉛の吸収を阻害することがその原因と考えられています。亜鉛の欠乏症では、味覚障害、抜け毛、毛髪がパサつく、爪が弱くなるなどの症状が出ることがあります。

【亜鉛を含む果物】

アボカド（Ｐ68）、くり（ゆで）（Ｐ66）。果物には亜鉛はあまり含まれていません。

銅

~血管を強くし骨の形成を助ける~

一日の摂取目安量

男性0・9㎎

女性0・7㎎

銅は貧血を治療し、骨粗しょう症を予防します。

銅は体内で鉄分から赤血球中のヘモグロビ

ンを作るときに必要です。また、銅は血管を強くし、骨の形成を助けます。銅が不足すると鉄分があってもヘモグロビンができません。銅が不足すると血管や心臓が弱くなり、骨粗しょう症やリウマチになる可能性も出てきます。

【銅を含む果物】

くり（ゆで）（P66）、アボカド（P68）、ドリアン（P96）

マンガン

〜疲労やイライラを和らげ記憶力を増進〜

一日の摂取目安量　男性4・0mg　女性3・5mg

マンガンは骨粗しょう症を治療します。ヒトの結合組織の発育形成に必要です。結合組織とは、皮膚・筋肉・神経以外のすべての部分、すなわち骨・軟骨・靭帯・腱・コラーゲン・血液などのことです。他に、インスリンの生成、性機能・妊娠機能の維持、活性酸素を除去する物質の構成成分にもなります。疲労やイライラを和らげ、記憶力を増進させる働きもあるともいわれています。

【マンガンを含む果物】

くり（ゆで）（P66）、パイナップル（P62）、ラズベリー（P92）、かき（P52）

βカロテン
～抗酸化力の強いビタミンです～

一日の摂取目安量　**決められていません。**
※コラム③（P128）参照

抗酸化ビタミンの御三家です。活性酸素を消去します。加齢による黄斑変性症を治療し、高齢者の身体能力及び体力を向上させます。白内障、乳がん、閉経後の卵巣がんのリスクを低減します。運動で誘発される喘息を予防します。また、気管支炎および喫煙者の呼吸困難を予防します。

βカロテン（カロチン）はニンジンをはじめとする緑黄色野菜などに多く含まれる抗酸化物質で、黄色い色が強い果物にも含まれます。抗酸化物質とは活性酸素を撃退する物質です。活性酸素は糖尿病、脂質異常症、高血圧、心臓病、脳卒中、がんなどの生活習慣病を引き起こし、シミ、シワ、アトピー性皮膚炎の原因であり、老化を早めるもとです。

【βカロテンを含む果物】

※２４０μgRE以上の果物を良質なものとして挙げてあります。

あんず（P24）、パッションフルーツ（果汁）（P94）、みかん（温州みかん）（P34）、すいか（P20）、びわ（P26）、マンゴー（P76）、プルーン（P74）、パパイア（P78）、かき（P52）、ネクタリン（P80）、うめ（P64）

ビタミンE（主としてαトコフェロール）

～認知症やパーキンソン病を予防～

一日の摂取目安量

男性7㎎
女性6・5㎎

抗酸化ビタミンの御三家です。活性酸素を消去します。認知症やパーキンソン病を予防

Column③ 活性酸素を撃退するβカロテン

βカロテンには、活性酸素を撃退する強い抗酸化作用があります。βカロテンは大量に摂っても過剰症の心配がありませんので、厚生労働省はβカロテンそのものの推奨摂取量は規定していません。本書では、一つの目安として男性850μgRE、女性700μgREを採用しました。

βカロテンは、体内でビタミンAが不足した時にのみビタミンAに変身してくれます。ビタミンAの効能は、白内障と乳がんの予防です。ビタミンAにも抗酸化力はありますがβカロテンよりも弱いものです。

し、アルツハイマー病（認知症）がやや重くなった患者の記憶力低下の進行を食い止める可能性があります。高齢者の身体能力及び体力を向上し、加齢による黄斑変性症を治療します。月経前症候群（ＰＭＳ）の治療、10歳代の月経困難症の症状緩和、男性の不妊症に有効です。他に、慢性関節リウマチの痛みを緩和したり、日焼けを予防します。

活性酸素を撃退する物質です。活性酸素は糖尿病、脂質異常症（高脂血症）、高血圧、心臓病、脳卒中、がんなどの生活習慣病を引き起こし、シミ、シワ、アトピー性皮膚炎の原因であり、老化を早めるもとです。

【ビタミンEを含む果物】

アボカド（Ｐ68）、うめ（Ｐ64）、きんかん（Ｐ88）、ドリアン（Ｐ96）、マンゴー（Ｐ76）、あんず（Ｐ24）、ブルーベリー（Ｐ82）、ネクタリン（Ｐ80）、プルーン（Ｐ74）、キウイ（Ｐ22）

ビタミンB1（チアミン）

～疲労の蓄積を防ぎ精神を安定～

一日の摂取目安量

男性１・４㎎
女性１・１㎎

ビタミンB1は糖尿病患者における腎臓病を予防し、白内障を改善させます。

私たちの体を構成している細胞が動くためにはエネルギーが必要です。そのエネルギーを作る工場の勤勉なスタッフが、ビタミンB1です。ビタミンB1は疲労の蓄積を防ぎ、神経の機能を維持するとともに精神を安定させます。過剰に摂取しても問題ないビタミンです。

【ビタミンB1を含む果物】

ドリアン（P96）、くり（ゆで）（P66）、マンゴスチン（P90）

ビタミンB2（リボフラビン）

～白内障と片頭痛を予防～

一日の摂取目安量

男性1.6mg
女性1.2mg

白内障と片頭痛を予防します。

皮膚・粘膜・髪・爪の状態を正常に保ち、脂質の代謝を促進します。脂質が活性酸素によって酸化されると、過酸化脂質という有害な物質になります。過酸化脂質は細胞を傷つけ、細胞の寿命を縮め、動脈硬化を引き起こし、身体の老化を進行させます。ビタミンB2は、このできてしまった過酸化脂質を分解する作用があります。

【ビタミンB2を含む果物】

アボカド（P68）、ドリアン（P96）

ナイアシン（ニコチン酸、ビタミンB3）

～生体中に最も多く存在するビタミン～

一日の摂取目安量
男性15mg
女性12mg

高コレステロール血症、骨関節炎、骨粗しょう症、糖尿病、心臓病を治療します。アルツハイマー病（認知症）、白内障を予防します。

生体中に最も多く存在するビタミンです。脂質、糖質、たんぱく質の代謝に不可欠です。

【ナイアシンを含む果物】

アボカド（P68）、パッションフルーツ（果汁）（P94）、ドリアン（P96）

ビタミンB6（ピリドキシン）

～皮膚の新陳代謝に有効な〝美肌ビタミン〟～

一日の摂取目安量
男性1.4mg
女性1.1mg

貧血、月経前症候群（PMS）、妊娠中のつわり、心臓病を治療します。また、腎臓結石、黄斑変性症を予防します。

俗に美肌ビタミンという人もいます。皮膚

の新陳代謝、粘膜の健康維持に必要です。ビタミンB6が不足すると、たんぱく質が十分に合成できませんので、皮膚炎や口内炎ができやすくなります。また糖質、脂質、たんぱく質をエネルギーに変換するときにも欠かせない栄養素です。

【ビタミンB6を含む果物】

バナナ（P30）、アボカド（P68）、くり（ゆで）（P66）、ドリアン（P96）、パッションフルーツ（果汁）（P94）、マンゴー（P76）、キウイ（P22）、プリンスメロン（P18）、マスクメロン（P16）

葉酸

～腎臓病、心臓病、うつ病を改善～

一日の摂取目安量

男性240μg
女性240μg

腎臓病、心臓病、うつ病を改善します。また、結腸がん、膵臓がん、乳がん、黄斑変性症を予防します。

葉酸はビタミンB群に属し、細胞分裂と遺伝子DNAの合成に携わります。新陳代謝や細胞分裂が活発な組織で必要になりますから、急激に成長していく胎児、消化器官の粘膜、赤血球の生成に不可欠です。

【葉酸を含む果物】

ドリアン（P96）、ライチ（P86）、いちご（P12）、パッションフルーツ（果汁）（P94）、アボカド（P68）、マンゴー（P76）、くり（ゆで）（P66）

パントテン酸

～ストレスを緩和する〝抗ストレスビタミン〟～

一日の摂取目安量

男性5㎎
女性5㎎

炭水化物、たんぱく質、脂質の代謝を助けて、エネルギーをつくり出す手伝いをします。

パントテン酸はストレスを緩和しますので、抗ストレスビタミンとも呼ばれます。皮膚や粘膜の健康を保つ効果があり、髪のダメージの改善や抜毛の予防に役立つともいわれています。不足すると、髪が傷つきやすくなったり、抜毛が多くなります。

【パントテン酸を含む果物】

ドリアン（P96）、アボカド（P68）、くり（ゆで）（P66）、パッションフルーツ（果汁）（P94）

ビタミンC

～体内の鉛を除去するデトックス作用～

一日の摂取目安量

男性100mg
女性100mg

抗酸化ビタミンの御三家筆頭です。活性酸素を消去します。高齢者の身体能力及び体力を向上し、加齢による黄斑変性症を治療します。体内の鉛を除去するデトックス作用があります。風邪、高血圧、激しい運動後の気管支感染症、胃潰瘍を治療します。そして、口腔がん、乳がん、胆のうの病気、動脈硬化を予防します。

ビタミンCは強力な抗酸化物質です。抗酸化物質とは活性酸素を撃退する物質です。

活性酸素は糖尿病、脂質異常症、高血圧、心臓病、脳卒中、がんなどの生活習慣病を引き起こし、シミ、シワ、アトピー性皮膚炎の原因であり、老化を早める元凶です。ビタミンCは免疫力を向上させます。

【ビタミンCを含む果物】

かき（P52）、キウイ（P22）、いちご（P12）、パパイア（P78）、レモン（果汁）（P40）、きんかん（P88）、ぶんたん（P38）、オレンジ（P58）、ライチ（P86）、グレープフルーツ（P50）、いよかん（P36）、みかん（温州みかん）（P34）、ドリアン（P96）、パイナップル（P62）、くり（ゆで）（P66）、プリンスメロン（P18）、ラズベリー（P92）、マンゴー（P76）、マスクメロン（P16）、パッションフルーツ（果汁）（P94）、バナナ（P30）、アボカド（P68）、さくらんぼ（日本）（P54）、ネクタリン（P80）、ざくろ（P84）、すいか（P20）

ペクチンを含む食物繊維

～便秘の解消に有効～

一日の摂取目安量

男性19g以上
女性17g以上

高コレステロール血症を治療します。便秘の解消に有効です。

果実には、食物繊維のペクチンがたくさん含まれています。ペクチンには水に溶けやすい水溶性タイプと水に溶けにくい不溶性タイプがあります。水溶性ペクチンは血糖値の急な上昇を防ぎ、コレステロールの吸収を抑制する作用があります。

一方、不溶性のペクチンは腸内の善玉菌である乳酸菌を増殖させ、下痢や便秘を予防します。

【食物繊維を含む果物】

くり（ゆで）（P66）、アボカド（P68）、ラズベリー（P92）、きんかん（P88）、ブルーベリー（P82）、うめ（P64）、キウイ（P22）、パパイア（P78）、ドリアン（P96）、プルー

ン（P74）、洋なし（P48）、いちじく（P70）、ネクタリン（P80）

フィトケミカル
～抗酸化物質として活性酸素を撃退～

ファイトケミカルという言葉で知られていますが、正しくはフィトケミカルです。フィトはギリシャ語で「植物」、ケミカルは「化学」です。フィトケミカルとは、果物や野菜の「色素」と「辛味成分」ですが、これらの物質は、抗酸化物質として私たちの体の中で活性酸素を撃退してくれます。

活性酸素は私たちの体の細胞を錆びつかせて、がん・老化・認知症・生活習慣病などをもたらす「諸悪の根源」です。抗酸化物質には、この活性酸素を除去する働きがあります。抗酸化物質は、若さと健康を保つための強い味方です。フィトケミカルががんの危険性を減少させることは間違いありません。

代表的なフィトケミカルを一覧表にしました。フィトケミカルは1万種類以上あるとされています。表はそのごく一部に過ぎません。

フィトケミカルのほとんどは、植物が持っているものです。植物は自らの力で移動できませんので、静止したまま自らを守る、防衛能力が必要です。強い紫外線、活性酸素による酸化、虫や動物に食べられることからの自

《代表的なフィトケミカル》

分類	名称	含まれる植物
ポリフェノール 植物が光合成をした時にできる物質の総称で抗酸化作用があります	アントシアニン	ぶどう、ブルーベリー
	プロアントシアニジン	バナナ
	プロシアニジン	りんご
	ヘスペリジン	みかん
	エラグ酸	いちご、ざくろ
	カテキン	茶
イオウ化合物 にんにく、わさびなど刺激のある香りの成分で抗酸化作用・抗血栓作用があります	アリシン	にんにく
	イソチオシアナート	にんにく、大根、わさび
テルペン類（テルペノイド） 柑橘類などの香りや苦み成分で抗がん作用があります	リモネン	柑橘類
	ジテルペン	しそ、ローズマリー
糖関連物質 きのこや海藻に含まれる成分で免疫力を高めます	β-グルカン	きのこ類
	フコイダン	こんぶ、わかめ
カロテン類 果物・野菜の色素で抗酸化作用があります	カロチン、カロチノイド	マンゴー、にんじん
	ルテイン	ほうれんそう
	リコピン	すいか、かき、トマト
	カプサイシン	とうがらし

己防御能力です。身を守るために植物が自ら作り出した色素、におい、辛み、苦みなどに含まれる機能性成分がフィトケミカルです。

これらのフィトケミカルは、ヒトの体の中では精製されませんから、食べ物として取り込むことが必要です。食べることで、フィトケミカルという植物のパワーを取り込み、抗酸化力や免疫力を補強するのです。

その他のビタミン・ミネラル

～動脈硬化予防に役立つ多価不飽和脂肪酸～

本書で独立した項目として取り上げなかったビタミンやミネラルは、通常、果物類には含まれていないか、例外はあっても原則含まれていない物質です。含まれていない物質は、ナトリウム、ビタミンD・E・B12です。

例外的に含まれている物質は次の通りです（（　）内は充足率）。

モリブデン【一日必要量25μg】は、ドリアンが10μg（40%）、いちごが9μg（36%）です。ビオチン【一日必要量50μg】は、あんずが9.5μg（19%）、アボカドが5.3μg（11%）です。脂肪酸n-3系脂肪酸（多価不飽和脂肪酸）【一日必要量1.8g以上】は、森のバターといわれるアボカドに2.2g（120%）と充分に含まれています。多価不飽和脂肪酸は中性脂肪を減らし、善玉コレステロールを増や

Column④　果物の糖分は糖尿病に良くない？

果物には果糖が多いので糖尿病にはよくないと思われていますが、カロリーの総量は果物だから特に多いというわけでもありません。

果物の甘さは、可食部100g中に含まれる全糖の重量である糖度「度」で表現されます。果物には糖分が豊富です。ブドウ糖、果糖、ショ糖などすぐに体に吸収されエネルギーに変わる糖分です。平均的な糖度は、いちご8～12度、パイナップル12～13度、りんご14～15度、メロン13～18度、バナナ20度くらいです。巻末の栄養成分一覧表に、果物100g当たりのカロリーを掲載しましたが、果物の果糖は特に糖尿病によくないというものではありません。

たとえば2000カロリーを摂るとき、そのうちの200カロリーをごはんで摂っても、りんごで摂っても、200カロリーであることに違いはありません。

したり、血栓ができるのを防ぎ動脈硬化予防に役立ちます。

気をつけておきたい果物アレルギーの話

増加している果物アレルギー

～生の果物がさまざまな症状を引き起こす～

果物アレルギーは、果物や野菜などを食べて15から30分以内に果物が直接触れた口唇、舌、咽頭（のど）がかゆくなったり腫れたりする病気です。口腔アレルギー症候群（OAS=Oral Allergy Syndrome）とも呼ばれます。

ひどい場合には、口のかゆみを通り越して、目や鼻のかゆみ、口の周りのじんましんに引き続き、吐き気・嘔吐・腹痛・下痢といった消化器症状、鼻水、せき、たん、喘息発作のような呼吸器症状などを引きおこします。そして、極端な場合には喘息発作やのどの浮腫みによる呼吸困難、全身のじんましんそしてショック状態に陥ることすらあります。

気を付けないといけない点は、このようにすぐに症状が出る場合だけではないことです。離乳食を始めたある乳幼児のぐずる理由が良く分からなかったところ、2回目にバナナを食べさせた5、6時間後に顔にぶつぶつができたようだと感じたお母さんがバナナを食べさせるのを止めたところ、同じ面倒にはならなかったという話があります。また果物ではなくピーナツバターの事故でしたが、昼休みにボーイフレンドとキスをした女子高校生が夕方にアナフィラキシーを起して…という報道もありました。ボーイフレンドの唇に、朝食べたピーナツバターが残っていたためにピーナツアレルギーの女子学生に健康被害が出たのでした。このように後から出るアレルギーもあるのです。果物アレルギーは1990年代頃から患者さんが増えはじめ、近年増加しています。全食品アレルギーの6％が果物アレルギーとされています。

果物アレルギーがなぜ増えたのかの解釈は難しいところですが、果物アレルギーは花粉症の増加の後に引き続いて現れたといわれています。それならば、理解できます。果物と花粉との間には表（P144）のように共通項があるからです。

【スギ花粉症】

では、その花粉症はなぜ増えたかといいますと、それは戦後の政策にあります。日本の復興には大量の建材が必要でした。日本では昔から家を造るための建材にはスギが最も適しているとみなされています。そこで、1958年ごろから10数年間、懸命にスギが植林されました。ところが、そのスギが大きく成長した1980年頃になると、1970

年代に起きたオイルショックのあおりを受けて建材の需要が下がってしまったのです。需要がなくなると、スギの木の手入れをする予算もなくなります。その結果大量のスギの枝がそのままに放置され、スギの花粉が大量にできてしまったのです。

大量のスギの花粉を浴びた私たちの多くに、スギ花粉症が起きてしまいました。

アレルギーはひとつ起きてしまうと、別のアレルギーが起こりやすい傾向があります。いろいろな過敏症が現れてきました。その結果の一つが果物にも飛び火したのです。

【表示義務】

法令により「特定原材料」として表示義務がある食材は、卵、乳、小麦、そば、落花生、えび、かにの7種類です。また「特定原材料に準ずるもの」にはオレンジ、キウイ、バナナ、もも、りんごが含まれています。加えて、いちご、さくらんぼ、すいか、なし、メロンなどもアレルギーを起こす可能性があるとみなされています。多くの場合、これらのアレルギーは生の果物を食べたときに生じやすく、同じ果物でもよく熟したものに反応が強く出るという特徴があります。

果物は熱を加えると果物アレルギーが起こりにくいことが知られています。また、特定原材料に準ずる18品目に入っているりんごでも、ジュースやジャムにすると果物アレルル

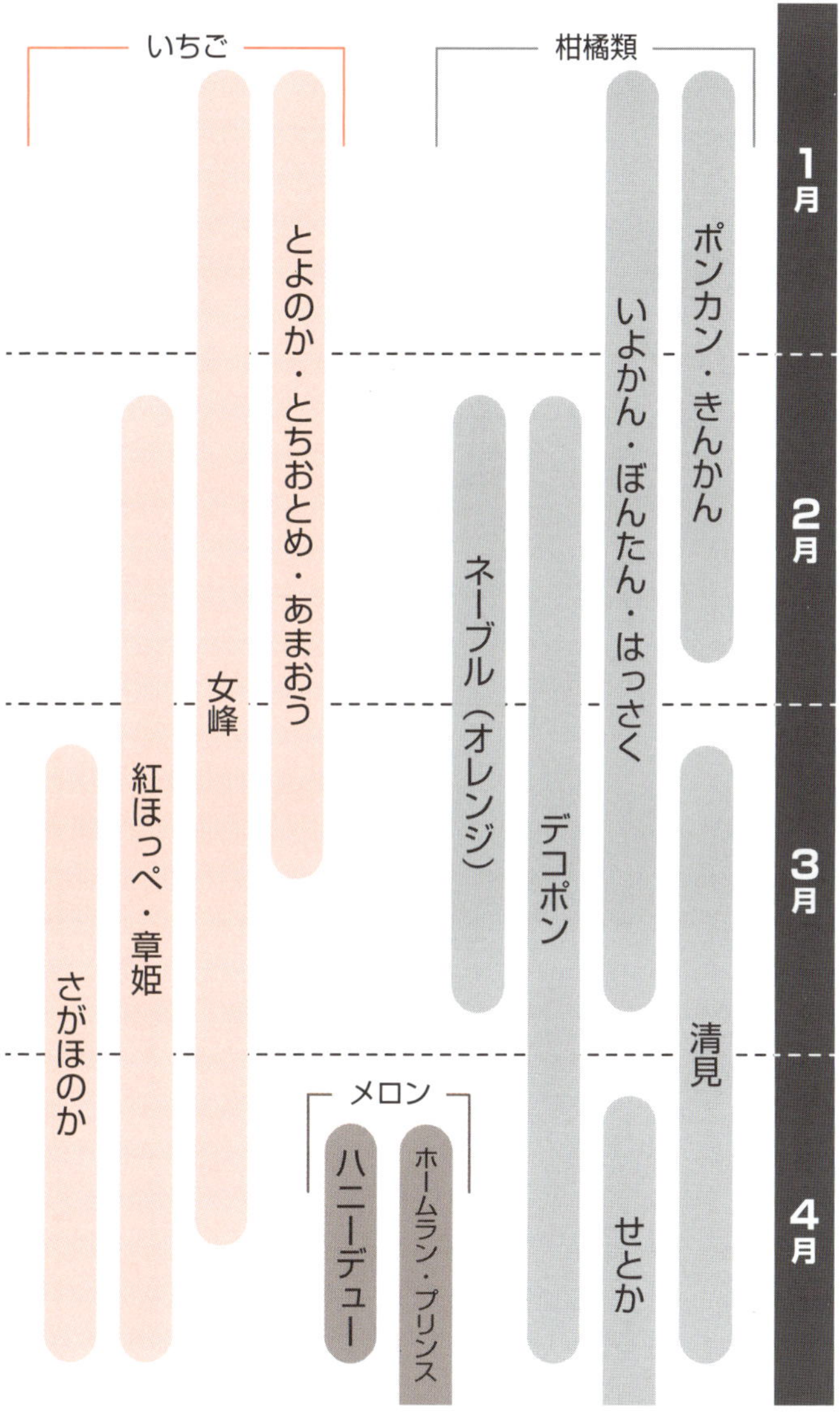
1月
2月
3月
4月
柑橘類
ポンカン・きんかん
いよかん・ぼんたん・はっさく
清見
デコポン
ネーブル（オレンジ）
せとか
いちご
とよのか・とちおとめ・あまおう
女峰
紅ほっぺ・章姫
さがほのか
メロン
ホームラン・プリンス
ハニーデュー

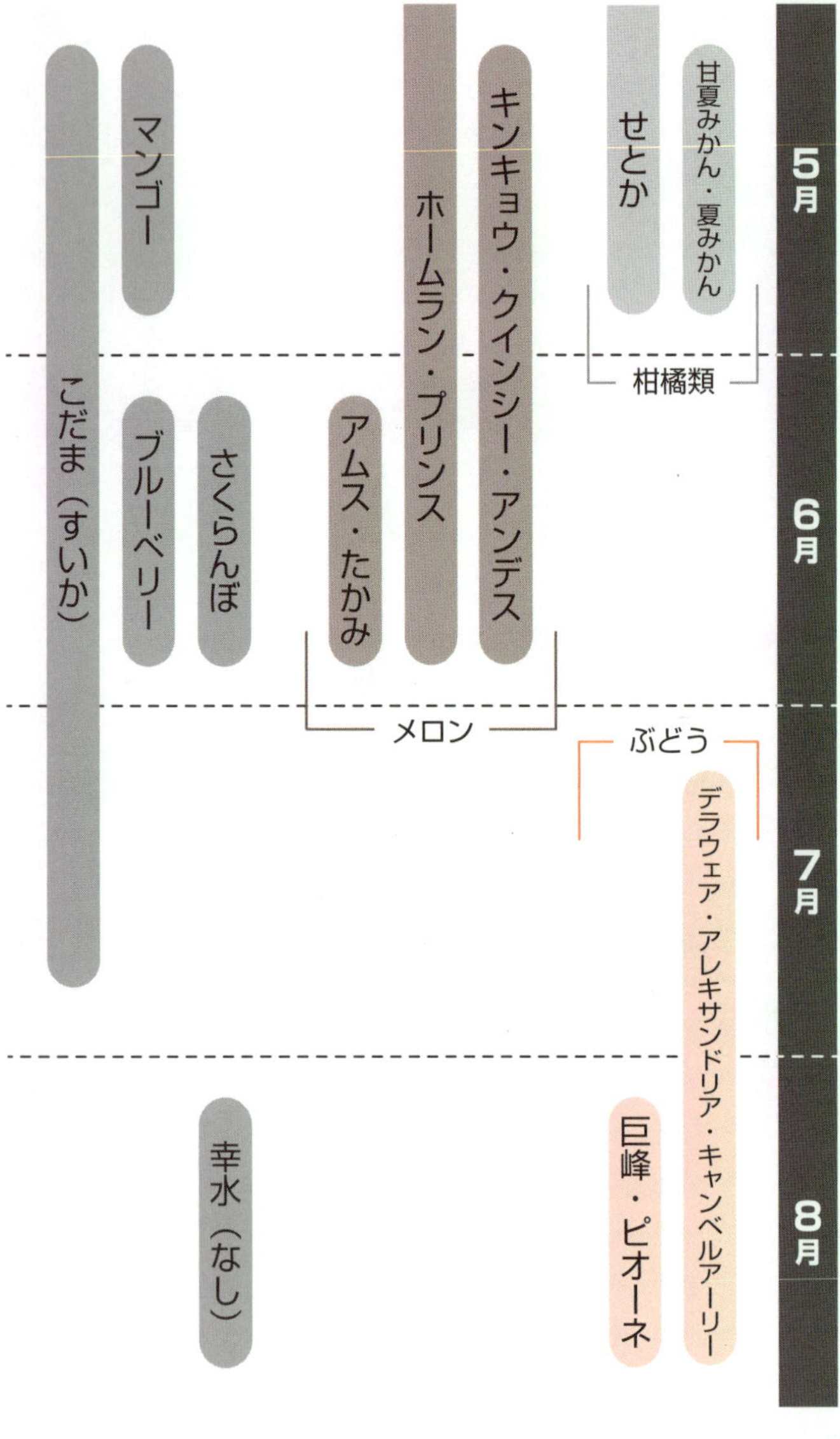
5月
6月
7月
8月
甘夏みかん・夏みかん
せとか
柑橘類
キンキョウ・クインシー・アンデス
ホームラン・プリンス
アムス・たかみ
メロン
さくらんぼ
ブルーベリー
マンゴー
こだま（すいか）
ぶどう
デラウェア・アレキサンドリア・キャンベルアーリー
巨峰・ピオーネ
幸水（なし）

収穫の秋

なし・ぶどう・かきをはじめとして、
いろいろな果物が楽しめる季節です。

9月

10月

- 千秋・ふじ早生
  陽光・スターキング
  紅玉・つがる
  北斗（りんご）
- 新高・長次郎（なし）
- ラ・フランス（洋なし）
- かき
  - 刀根・西村早生
  - 平核無（ひらたねなし）・次郎

11月

- 富有柿

12月

- ルレクチェ（洋なし）
- 南水（なし）
- 紫苑（ぶどう）
- ネーブル・天草（オレンジ）
- グレープフルーツ

※ナイアシンの目安量のみ30～49歳で12mg、
50～69歳で11mgとなります（本文中は12mgを採用）。

表の（　）内は充足率（果物100gで摂取できる栄養成分の割合：
栄養成分÷一日摂取目安量×100）※小数点以下四捨五入

リン［900mg］	鉄［11mg］	亜鉛［9mg］	銅［0.7mg］	マンガン［3.5mg］	ビタミンA（＝βカロテン）［基準無し（700μgRE）］	ビタミンE（＝αトコフェロール）［6.5mg］
31（3%）	0.3（3%）	0.2（2%）	0.05（7%）	0.2（6%）	18（3%）	0.4（6%）
21（2%）	0.3（3%）	0.2（2%）	0.05（7%）	0.04（1%）	33（5%）	0.2（3%）
13（1%）	0.2（2%）	0.2（2%）	0.04（6%）	0.02（1%）	140（20%）	0.2（3%）
8（1%）	0.2（2%）	0.1（1%）	0.03（4%）	0.03（1%）	830（119%）	0.1（2%）
32（4%）	0.3（3%）	0.1（1%）	0.11（16%）	0.11（3%）	66（9%）	1.3（20%）
15（2%）	0.3（3%）	0.1（1%）	0.04（6%）	0.21（6%）	1500（214%）	1.7（26%）
9（1%）	0.1（1%）	0.2（2%）	0.04（6%）	0.27（8%）	810（116%）	0.1（2%）
10（1%）	0（0%）	0（0%）	0.04（6%）	0.03（1%）	21（3%）	0.2（3%）
27（3%）	0.3（3%）	0.2（2%）	0.09（13%）	0.26（7%）	56（8%）	0.5（8%）
15（2%）	0.1（1%）	0.1（1%）	0.03（4%）	0.05（1%）	1100（157%）	0.4（6%）
18（2%）	0.2（2%）	0.1（1%）	0.04（6%）	0.07（2%）	160（23%）	0.1（2%）
19（2%）	0.1（1%）	0.1（1%）	0.04（6%）	0.02（1%）	15（2%）	0.5（8%）
9（1%）	0.1（1%）	0.1（1%）	0.02（3%）	0.03（1%）	6（1%）	0.1（2%）
15（2%）	0.1（1%）	0.1（1%）	0.05（7%）	0.12（3%）	21（3%）	0.1（2%）
18（2%）	0.1（1%）	0.1（1%）	0.05（7%）	0.04（1%）	5（1%）	0.7（11%）
11（1%）	0（0%）	0.1（1%）	0.06（9%）	0.04（1%）	0（0%）	0.1（2%）
13（1%）	0.1（1%）	0.1（1%）	0.12（17%）	0.04（1%）	0（0%）	0.3（5%）
17（2%）	0（0%）	0.1（1%）	0.04（6%）	0.01（0%）	0（0%）	0.3（5%）
14（2%）	0.2（2%）	0.1（1%）	0.03（4%）	0.5（14%）	420（60%）	0.1（2%）
17（2%）	0.3（3%）	0.1（1%）	0.05（7%）	0（0%）	98（14%）	0.5（8%）

《栄養成分一覧表》

・各果物の100 g当たりに含まれる栄養成分を一覧にしました。
・廃棄率とは、「皮をむく」等で生じる捨てる部分の重量の比率です。
・一日摂取目安量は、30～69歳の女性の目安で計算しました。

充足率　10%～19%　20%～29%　30%以上

項目［一日摂取目安量］	廃棄率 %	エネルギー kcal	カリウム［2000mg］	カルシウム［650mg］	マグネシウム［290mg］
いちご	2	34	170（9%）	17（3%）	13（4%）
マスクメロン	50	42	340（17%）	8（1%）	13（4%）
プリンスメロン	45	42	350（18%）	6（1%）	12（4%）
すいか	40	37	120（6%）	4（1%）	11（4%）
キウイ	15	53	290（15%）	33（5%）	13（4%）
あんず	5	36	200（10%）	9（1%）	8（3%）
びわ	30	40	160（8%）	13（2%）	14（5%）
りんご	15	54	110（6%）	3（0%）	3（1%）
バナナ	40	86	360（18%）	6（1%）	32（11%）
みかん（温州みかん）	25	45	150（8%）	15（2%）	10（3%）
いよかん	40	46	190（10%）	17（3%）	14（5%）
ぶんたん	50	38	180（9%）	13（2%）	7（2%）
レモン（果汁）	0	26	100（5%）	7（1%）	8（3%）
ぶどう	15	59	130（7%）	6（1%）	6（2%）
もも	15	40	180（9%）	4（1%）	7（2%）
なし	15	43	140（7%）	2（0%）	5（2%）
洋なし（ラ・フランス）	15	54	140（7%）	5（1%）	4（1%）
グレープフルーツ	30	38	140（7%）	15（2%）	9（3%）
かき	9	60	170（9%）	9（1%）	6（2%）
さくらんぼ（日本）	10	60	210（11%）	13（2%）	6（2%）

リン [900mg]	鉄 [11mg]	亜鉛 [9mg]	銅 [0.7mg]	マンガン [3.5mg]	ビタミンA (=βカロテン) [基準無し (700μgRE)]	ビタミンE (=αトコフェロール) [6.5mg]
23 (3%)	0.3 (3%)	0.1 (1%)	0.08 (11%)	0.11 (3%)	23 (3%)	0.5 (8%)
24 (3%)	0.3 (3%)	0.2 (2%)	0.06 (9%)	0.05 (1%)	120 (17%)	0.3 (5%)
9 (1%)	0.2 (2%)	0.1 (1%)	0.11 (16%)	0.76 (22%)	30 (4%)	0 (0%)
14 (2%)	0.6 (5%)	0.1 (1%)	0.05 (7%)	0.07 (2%)	240 (34%)	3.3 (51%)
72 (8%)	0.7 (6%)	0.6 (7%)	0.37 (53%)	1.07 (31%)	37 (5%)	0 (0%)
55 (6%)	0.7 (6%)	0.7 (8%)	0.24 (34%)	0.18 (5%)	75 (11%)	3.3 (51%)
16 (2%)	0.3 (3%)	0.2 (2%)	0.06 (9%)	0.08 (2%)	18 (3%)	0.4 (6%)
14 (2%)	0.2 (2%)	0.1 (1%)	0.03 (4%)	0.07 (2%)	79 (11%)	0.6 (9%)
14 (2%)	0.2 (2%)	0.1 (1%)	0.06 (9%)	0.09 (3%)	480 (69%)	1.3 (20%)
12 (1%)	0.2 (2%)	0.1 (1%)	0.08 (11%)	0.1 (3%)	610 (87%)	1.8 (28%)
11 (1%)	0.2 (2%)	0.1 (1%)	0.05 (7%)	0.04 (1%)	480 (69%)	0.3 (5%)
16 (2%)	0.2 (2%)	0.1 (1%)	0.08 (11%)	0.06 (2%)	240 (34%)	1.4 (22%)
9 (1%)	0.2 (2%)	0.1 (1%)	0.04 (6%)	0.26 (7%)	55 (8%)	1.7 (26%)
15 (2%)	0.1 (1%)	0.2 (2%)	0.06 (9%)	0.05 (1%)	0 (0%)	0.1 (2%)
22 (2%)	0.2 (2%)	0.2 (2%)	0.14 (20%)	0.17 (5%)	0 (0%)	0.1 (2%)
12 (1%)	0.3 (3%)	0.1 (1%)	0.03 (4%)	0.11 (3%)	130 (19%)	2.6 (40%)
12 (1%)	0.1 (1%)	0.2 (2%)	0.07 (10%)	0.35 (10%)	0 (0%)	0.6 (9%)
29 (3%)	0.7 (6%)	0.4 (4%)	0.12 (17%)	0.5 (14%)	19 (3%)	0.8 (12%)
21 (2%)	0.6 (5%)	0.4 (4%)	0.08 (11%)	0.1 (3%)	1100 (157%)	0.2 (3%)
36 (4%)	0.3 (3%)	0.3 (3%)	0.19 (27%)	0.31 (9%)	36 (5%)	2.3 (35%)

《栄養成分一覧表》

充足率　10%～19%　20%～29%　30%以上

項目［一日摂取目安量］	廃棄率 %	エネルギー kcal	カリウム［2000mg］	カルシウム［650mg］	マグネシウム［290mg］
さくらんぼ（米国）	9	66	260（13%）	15（2%）	12（4%）
オレンジ	40	39	140（7%）	21（3%）	11（4%）
パイナップル	45	51	150（8%）	10（2%）	14（5%）
うめ	15	28	240（12%）	12（2%）	8（3%）
くり（ゆで）	20	167	460（23%）	23（4%）	45（16%）
アボカド	30	187	720（36%）	9（1%）	33（11%）
いちじく	15	54	170（9%）	26（4%）	14（5%）
すもも（日本すもも）	7	44	150（8%）	5（1%）	5（2%）
プルーン（西洋すもも）	5	49	220（11%）	6（1%）	7（2%）
マンゴー	35	64	170（9%）	15（2%）	12（4%）
パパイア	35	38	210（11%）	20（3%）	26（9%）
ネクタリン	15	43	210（11%）	5（1%）	10（3%）
ブルーベリー	0	49	70（4%）	8（1%）	5（2%）
ざくろ	55	56	250（13%）	8（1%）	6（2%）
ライチ	30	63	170（9%）	2（0%）	13（4%）
きんかん	6	71	180（9%）	80（12%）	19（7%）
マンゴスチン	70	67	100（5%）	6（1%）	18（6%）
ラズベリー	0	41	150（8%）	22（3%）	21（7%）
パッションフルーツ（果汁）	0	64	280（14%）	4（1%）	15（5%）
ドリアン	15	133	510（26%）	5（1%）	27（9%）

（注1）巨峰として計算。デラウェアならば
1房160gなので、可食部100gは4分の3房。

葉酸［240μg］	パントテン酸［5mg］	ビタミンC［100mg］	食物繊維［総量17g］	平均重量 g	100g相当
90（38%）	0.33（7%）	62（62%）	1.4（8%）	15	7粒
32（13%）	0.19（4%）	18（18%）	0.5（3%）	1700	1/8個
24（10%）	0.16（3%）	25（25%）	0.5（3%）	1000	1/5個
3（1%）	0.22（4%）	10（10%）	0.3（2%）	4000	1/24個
36（15%）	0.29（6%）	69（69%）	2.5（15%）	110	1個
2（1%）	0.3（6%）	3（3%）	1.6（9%）	70	1½個
9（4%）	0.22（4%）	5（5%）	1.6（9%）	80	2個
5（2%）	0.09（2%）	4（4%）	1.5（9%）	250	1/2個
26（11%）	0.44（9%）	16（16%）	1.1（6%）	150	1本
22（9%）	0.23（5%）	33（33%）	0.4（2%）	100	1⅓個
19（8%）	0.36（7%）	35（35%）	1.1（6%）	250	2/3個
16（7%）	0.32（6%）	45（45%）	0.9（5%）	600	1/3個
19（8%）	0.18（4%）	50（50%）	0（0%）	果汁	※100mLとして算出
4（2%）	0.1（2%）	2（2%）	0.5（3%）	12	10粒（注1）
5（2%）	0.13（3%）	8（8%）	1.3（8%）	250	1/2個
6（3%）	0.14（3%）	3（3%）	0.9（5%）	250	1/2個
4（2%）	0.09（2%）	3（3%）	1.9（11%）	250	1/2個
15（6%）	0.39（8%）	36（36%）	0.6（4%）	300	1/2個
18（8%）	0.28（6%）	70（70%）	1.6（9%）	300	1/3個
38（16%）	0.24（5%）	10（10%）	1.2（7%）	6	18粒

《栄養成分一覧表》

充足率　10%～19%　20%～29%　30%以上

項目［一日摂取目安量］	ビタミンB1［1.1 mg］	ビタミンB2［1.2mg］	ナイアシン［12mg］	ビタミンB6［1.1mg］
いちご	0.03（3%）	0.02（2%）	0.4（3%）	0.04（4%）
マスクメロン	0.06（5%）	0.02（2%）	0.5（4%）	0.1（9%）
プリンスメロン	0.05（5%）	0.02（2%）	0.8（7%）	0.11（10%）
すいか	0.03（3%）	0.02（2%）	0.2（2%）	0.07（6%）
キウイ	0.01（1%）	0.02（2%）	0.3（3%）	0.12（11%）
あんず	0.02（2%）	0.02（2%）	0（0%）	0.05（5%）
びわ	0.02（2%）	0.03（3%）	0.2（2%）	0.06（5%）
りんご	0.02（2%）	0.01（1%）	0.1（1%）	0.03（3%）
バナナ	0.05（5%）	0.04（3%）	0.7（6%）	0.38（35%）
みかん（温州みかん）	0.09（8%）	0.03（3%）	0.3（3%）	0.05（5%）
いよかん	0.06（5%）	0.03（3%）	0.3（3%）	0.07（6%）
ぶんたん	0.03（3%）	0.04（3%）	0.3（3%）	0（0%）
レモン（果汁）	0.04（4%）	0.02（2%）	0.1（1%）	0.05（5%）
ぶどう	0.04（4%）	0.01（1%）	0.1（1%）	0.04（4%）
もも	0.01（1%）	0.01（1%）	0.6（5%）	0.02（2%）
なし	0.02（2%）	0（0%）	0.2（2%）	0.02（2%）
洋なし（ラ・フランス）	0.02（2%）	0.01（1%）	0.2（2%）	0.02（2%）
グレープフルーツ	0.07（6%）	0.03（3%）	0.3（3%）	0.04（4%）
かき	0.03（3%）	0.02（2%）	0.3（3%）	0.06（5%）
さくらんぼ（日本）	0.03（3%）	0.03（3%）	0.2（2%）	0.02（2%）

（注2）パイナップルのスライスは一枚40gなので、可食部100gは2枚半。

葉酸［240μg］	パントテン酸［5mg］	ビタミンC［100mg］	食物繊維［総量17g］	平均重量 g	100g相当
42（18%）	0.29（6%）	9（9%）	1.4（8%）	6	18粒
32（13%）	0.36（7%）	40（40%）	0.8（5%）	200	1個
11（5%）	0.28（6%）	27（27%）	1.5（9%）	1200	1/6個（注2）
8（3%）	0.35（7%）	6（6%）	2.5（15%）	40	2½個
76（32%）	1.06（21%）	26（26%）	6.6（39%）	15	9個
84（35%）	1.65（33%）	15（15%）	5.3（31%）	300	1/2個
22（9%）	0.23（5%）	2（2%）	1.9（11%）	80	1½個
37（15%）	0.14（3%）	4（4%）	1.6（9%）	100	1個
35（15%）	0.22（4%）	4（4%）	1.9（11%）	70	1½個
84（35%）	0.22（4%）	20（20%）	1.3（8%）	300	3/4個
44（18%）	0.42（8%）	50（50%）	2.2（13%）	900	1/5個
12（5%）	0.2（4%）	10（10%）	1.7（10%）	200	1/2個
12（5%）	0.12（2%）	9（9%）	3.3（19%）	1	100粒
6（3%）	0.32（6%）	10（10%）	0（0%）	300	3/4個
100（42%）	0（0%）	36（36%）	0.9（5%）	22	7個
20（8%）	0.29（6%）	49（49%）	4.6（27%）	11	10個
20（8%）	0.33（7%）	3（3%）	1.4（8%）	70	5個
38（16%）	0.43（9%）	22（22%）	4.7（28%）	3	33粒
86（36%）	0.63（13%）	16（16%）	0（0%）	果汁	※100mLとして算出
150（63%）	22（440%）	31（31%）	2.1（12%）	2000	1/18個

《栄養成分一覧表》

充足率　10%～19%　20%～29%　30%以上

項目 [一日摂取目安量]	ビタミンB1 [1.1 mg]	ビタミンB2 [1.2mg]	ナイアシン [12mg]	ビタミンB6 [1.1mg]
さくらんぼ(米国)	0.03 (3%)	0.03 (3%)	0.2 (2%)	0.02 (2%)
オレンジ	0.1 (9%)	0.03 (3%)	0.4 (3%)	0.07 (6%)
パイナップル	0.08 (7%)	0.02 (2%)	0.2 (2%)	0.08 (7%)
うめ	0.03 (3%)	0.05 (4%)	0.4 (3%)	0.06 (5%)
くり(ゆで)	0.17 (15%)	0.08 (7%)	1 (8%)	0.26 (24%)
アボカド	0.1 (9%)	0.21 (18%)	2 (17%)	0.32 (29%)
いちじく	0.03 (3%)	0.03 (3%)	0.2 (2%)	0.07 (6%)
すもも(日本すもも)	0.02 (2%)	0.02 (2%)	0.3 (3%)	0.04 (4%)
プルーン(西洋すもも)	0.03 (3%)	0.03 (3%)	0.5 (4%)	0.06 (5%)
マンゴー	0.04 (4%)	0.06 (5%)	0.7 (6%)	0.13 (12%)
パパイア	0.02 (2%)	0.04 (3%)	0.3 (3%)	0.01 (1%)
ネクタリン	0.02 (2%)	0.03 (3%)	0.7 (6%)	0.01 (1%)
ブルーベリー	0.03 (3%)	0.03 (3%)	0.2 (2%)	0.05 (5%)
ざくろ	0.01 (1%)	0.01 (1%)	0.2 (2%)	0.04 (4%)
ライチ	0.02 (2%)	0.06 (5%)	1 (8%)	0.09 (8%)
きんかん	0.1 (9%)	0.06 (5%)	0.6 (5%)	0.06 (5%)
マンゴスチン	0.11 (10%)	0.03 (3%)	0.5 (4%)	0.04 (4%)
ラズベリー	0.02 (2%)	0.04 (3%)	0.6 (5%)	0.07 (6%)
パッションフルーツ(果汁)	0.01 (1%)	0.09 (8%)	1.9 (16%)	0.18 (16%)
ドリアン	0.33 (30%)	0.2 (17%)	1.4 (12%)	0.25 (23%)

プロフィール
著者●**梅田 悦生**（うめだ よしお）
1942年兵庫県生まれ。大阪市立大学医学部卒業。医師。医学博士。フランス国ストラスブール大学医学部附属病院レジデント、東京労災病院、埼玉医科大学、国立病院医療センター、関東中央病院耳鼻咽喉科・神経耳科部長勤務などを経て、現在、赤坂山王クリニック院長。日本抗加齢医学会認定専門医。産業医。元小松短期大学特任教授。
主な著書に『自分でわかる病院でもらう薬の副作用』『めまい』『病気のメカニズム』『これならわかる あなたの検査数値の読み方』(以上、同文書院)、『当直医実戦マニュアル』『常用医薬品の副作用』(以上、南江堂)、『新型インフルエンザ』『花粉症のすべてがわかる本』(以上、時事通信社)、『アルコールと医薬品の相互作用』(中外医学社)、『飲酒の生理学』『インフルエンザと戦う』(以上、裳華房)、『言語聴覚士国家試験受験対策実戦講座』(診断と治療社)がある。

共著者●**大島 実果子**
株式会社千疋屋総本店取締役。JSA認定シニアソムリエ。

STAFF
カバーイラスト◆小林未歩
本文イラスト◆早川乃梨子
装丁・本文デザイン◆清原一隆（KIYO DESIGN）
本文DTP◆KIYO DESIGN
校正◆夢の本棚社

果物はすべてクスリ

著者
梅田 悦生・大島 実果子

発行者
宇野 文博

発行所
株式会社 同文書院
〒112-0002 東京都文京区小石川5-24-3
TEL (03) 3812-7777 FAX (03) 3812-7792
振替00100-4-1316

印刷所
モリモト印刷株式会社
製本所
モリモト印刷株式会社

ISBN978-4-8103-3170-7 C0077 Printed in Japan